W0382798

innenwelt verlag

Alle Osho Zitate mit freundlicher Genehmigung von Osho International Foundation, © Osho International Foundation, Zürich
Zitat auf Seite 57 & 122 mit freundlicher Genehmigung der Ullstein Buchverlage GmbH, aus: Don Miguel Ruiz, Die vier Versprechen, © der deutschen Ausgabe 2005, Ullstein Buchverlage GmbH, Berlin
Zitat auf Seite 68 mit freundlicher Genehmigung des Kamphausen Verlags, aus: Eckhart Tolle, Jetzt - Die Kraft der Gegenwart, © der deutschen Ausgabe, Kamphausen Verlag, Bielefeld

FSC
www.fsc.org
MIX
Papier aus verantwortungsvollen Quellen
FSC® C110508

7. Auflage 2013
Umschlaggestaltung: Silke Watermeier, www.watermeier.net
Alle Fotos: Shobha, Sizilien.
Übersetzung: Sitara Mittag, Jivana Werner

www.innenwelt-verlag.de

Druck: Westermann Druck Zwickau GmbH, Zwickau
Printed in Germany
ISBN 978-3-936360-20-0

DIANA & MICHAEL RICHARDSON

Zeit für Gefühle

Die Krux mit den Emotionen in der Partnerschaft

MIT EINEM VORWORT VON EVA-MARIA ZURHORST

Oshos Vision der Menschlichkeit gewidmet

und

„Für dich und für alle, die Frieden in ihrem Herzen wollen."

„E é pra você e pra todo mundo que quer trazer assim a paz no coração."

„For you and for everyone who wishes to carry peace in the heart."

Aus dem Lied „Gabriel" vom Beto Guedes, Brasilien

INHALT

VORWORT VON EVA-MARIA ZURHORST

FALLS SIE GERADE IN EINER BUCHHANDLUNG stehen und dieses Buch zum ersten Mal aufklappen; falls Sie noch nie ein Buch von Diana Richardson gelesen haben und sich nun fragen: Ist *Zeit für Gefühle* das richtige Buch für mich?, kann ich Ihnen nur sagen: Für mich gehören die Bücher von Diana Richardson (und nun auch erstmals von ihrem Mann) zu den wichtigsten, die ich in den letzten Jahren gelesen habe.

Nachdem ich *Zeit für Liebe* und *Zeit für Weiblichkeit*, die beiden Vorgänger dieses Buches, während meiner Arbeit als Paarberaterin schon so vielen Menschen empfohlen habe, freue ich mich, dass ich mit *Zeit für Gefühle* endlich Nachschub bekomme. Und dass ich hier gleich ganz unmittelbar meiner Begeisterung und meiner Dankbarkeit für das „Liebemachen", so wie Diana Richardson es mir mit ihren Büchern nahe gebracht hat, Ausdruck verleihen kann.

Manchmal habe ich so eine Fantasie, wie es wohl wäre, wenn nur zehn Prozent der Paare in unserem Land die drei *„Zeit für ..."* Bücher gelesen hätten und nun miteinander „Liebe machten". Ich glaube, wir wären das friedlichste und heiterste Lander Welt. Und das aus einem einzigen Grund: weil wir endlich das Geheimnis um Sex und Liebe verstanden und erfahren hätten.

Als ich zum ersten Mal ein Buch von Diana Richardson las, fühlte ich mich im Innersten berührt. Hier gab es eine entscheidende Botschaft für mich: „Widme den Sex einzig und allein der Liebe." Ich fühlte Erleichterung, weil ich endlich verstand, warum in mir der „herkömmliche" Sex immer das Gefühl hinterlassen hatte: „Das kann einfach nicht alles gewesen sein." Endlich fand ich nicht nur eine Antwort jenseits von Stellungen, Praktiken, Fantasien und der endlosen Suche nach dem einen richtigen Liebhaber. Hier fand ich diesen neuen Weg auch anschaulich und umsetzbar erklärt.

Dieses neue Buch, *Zeit für Gefühle,* widmet sich einem weiteren großen Thema, das unser tägliches Leben fast komplett bestimmt – nämlich unseren Emotionen. So sehr wir von ihnen gesteuert werden – in Wahrheit wirken sie eher wie ein Filter, der unsere Sicht auf die Welt und vor allem auch auf unseren Partner verschleiert. Emotionen verstellen uns den Blick auf die Liebe und verhindern immer wieder das, wonach wir uns am meisten sehnen: dass wir präsent und erfüllt sein können und wirklich tief mit anderen in Verbindung gehen können. Was der Unterschied zwischen Emotionen und Gefühlen ist? Wie Sie lernen können, sich von diesen unbewussten Kräften zu befreien? Das können Sie in diesem Buch besser erfahren als von mir ... Diana Richardson schreibt hier: *Wir leben, um zu lieben - nichts ist wahrer als das. Wir sind hier durch die Liebe und es ist die Liebe, die uns am Leben hält.*

Was könnte ich dem noch hinzufügen, außer vielleicht: Viel Spaß beim Lesen ...

Ihre Eva-Maria Zurhorst

PS: Ich weiß, es gibt viele Frauen, die längst auch so begeistert sind von diesem Weg des Liebemachens, wie ich es bin. Aber ich weiß, wie oft sie mir sagen: Was soll ich nur tun, wenn mein Mann von alledem keine Ahnung hat und auch kein Interesse zeigt? Trauen Sie sich einfach, nehmen Sie Sätze, die Ihnen nah gehen, und lesen Sie sie ihm vor. Reden Sie mit Ihrem Mann über das, was Sie so sehr berührt hat. Am Anfang mag es vielleicht nicht gleich fruchten. Aber wenn Sie mit offenem Herzen wieder und wieder auf Ihren Mann zugehen, könnte Ihnen das passieren, was mir mit meinem Mann passiert ist: Nach anfänglicher heftiger Zurückhaltung liest er mittlerweile nicht nur mit Begeisterung die *Zeit für* ... Bücher. Er empfiehlt sie längst auch mit Leidenschaft weiter.

VORWORT VON DIANA RICHARDSON

IN MEINEN ERSTEN BEIDEN BÜCHERN „Zeit für Liebe“ und „Zeit für Weiblichkeit“, in denen es um den tantrischen Ansatz in der Sexualität geht, habe ich mich auch mit dem Thema Emotionen befasst. In diesem Buch nun wird das Thema Emotionen unabhängig von seiner Verbindung zur Sexualität untersucht. Da Emotionen jedoch häufig mit der Sexualität verknüpft sind, wird Sex immer wieder Thema sein.

Nichtsdestotrotz hat „Zeit für Gefühle“ dieselbe Ausrichtung wie die beiden anderen Bücher und verfolgt dieselbe Absicht: mehr Liebe und Harmonie in der Partnerschaft möglich zu machen. Doch ebenso wie es im Tantra in allererster Linie um die Beziehung mit sich selbst geht, so ist auch das neue Verständnis der Emotionen, das hier vorgestellt wird, eine Bereicherung für jeden, ganz gleich ob er allein lebt oder in einer Partnerschaft.

Michael und ich arbeiten seit fünfzehn Jahren ausschließlich mit Paaren und haben festgestellt, dass das, was wir während unseres siebentägigen Seminars „Making Love“ über Emotionen vermitteln, einen tiefen und positiven Einfluss auf die Paar-Beziehungen der Teilnehmer hat.

Viel von dem, was uns unglücklich macht auf dieser Welt, ist ein Nebenprodukt von Emotionen. Wenn sich auf dieser Welt eine Veränderung hin zu Licht und Liebe vollziehen soll – etwas, das uns sehr am Herzen liegt –, dann gehört ein neues Verständniss über Emotionen und ihre zerstörerischen Auswirkungen unbedingt dazu. Emotionen haben die Eigenschaft, im Unbewussten zu wirken, und sie müssen bewusst gemacht werden. Viele von uns fühlen sich diesen unbewussten Kräften, die in unserer Gesellschaft präsent sind, hilflos ausgesetzt. Dennoch dürfen wir unsere Eigenverantwortung nicht abgeben: Als Individuen können wir uns für Liebe und Frieden einsetzen, indem wir unsere eigenen unbewussten negativen emotionalen Denk- und Verhaltensmuster im Leben aufgeben – sie füllen unsere Tage ohnehin nur mit Unzufriedenheit.

Wir leben, um zu lieben – nichts ist wahrer als das. Wir sind hier durch die Liebe und es ist die Liebe, die uns am Leben hält. Liebe ist das Licht des Lebens. Wenn wir unsere emotionale Seite kennen und uns ein konstruktiver Weg zur Verfügung steht, um mit ihr umzugehen (wie er in den folgenden Kapiteln vorgestellt wird), dann fangen wir an, Lebensformen zu schaffen, in denen die Unterströmung der Liebe stets gegenwärtig ist.

Den Paaren, die uns erlaubt haben, ihre persönlichen

Erfahrungen im Umgang mit Emotionen zu veröffentlichen, danken wir von Herzen. Viele ihrer Berichte enthalten Hinweise auf das „Liebemachen", weil diese Paare tantrischen Sex erforscht haben und im Zuge dessen ein geschärftes Bewusstsein über ihre emotionale Seite gewonnen haben.

Wir danken der Osho International Foundation für die Erlaubnis, Oshos gesprochene Worte zu veröffentlichen. Ebenso danken wir den deutschen Verlagen von Don Miguel Ruiz und Eckhart Tolle dafür, dass wir freundlicherweise aus ihren Schriften zitieren dürfen.

Ich bin sehr glücklich darüber, dass mein Mann Michael diesmal als Co-Autor dabei ist, denn er hat auch zu meinen ersten beiden Büchern unglaublich viel beigetragen. Er ist eine außergewöhnliche Inspiration in der Liebe. Michael und ich sind uns bewusst, dass die erleuchteten Einsichten und die Führung, die uns durch unseren spirituellen Meister Osho und durch Barry Long zuteil wurden, unsere Liebe und unser Leben in einer Weise geprägt haben, die wir uns nicht einmal hätten erträumen können. Unsere Herzen sind voller Dankbarkeit!

Diana Richardson

1. LIEBE IST KEINE EMOTION

DAS AUF UND AB IN DER LIEBE

Vielleicht kennst du das: Immer, wenn man einen Freund oder eine Freundin fragt, wie es so in ihrer Beziehung läuft, bekommt man dieselbe Antwort – dabei spielt es keine Rolle, wen man fragt. Und auch du wirst wahrscheinlich dieselben Worte benutzen, wenn du über deine Beziehung sprichst: „Auf und Ab. Du weißt ja, wie es ist."

Diese Worte werden immer wiederholt und sind mittlerweile zu einem hypnotischen Mantra geworden, das man mit dem Thema Liebe verbindet. Auch ein Partnerwechsel scheint da keinen Unterschied zu machen. Sobald die Flitterwochen vorbei sind, fängt die Rede vom Auf und Ab der Liebe an. Hört man den Freunden oder sich selbst einmal genauer zu, dann fällt einem auf, dass das Mantra interessanterweise mit einer Feststellung beginnt „Auf und Ab", und als Solidaritätsfloskel endet: „Du weißt ja, wie es ist!" Normalerweise hebt sich bei den Worten „Du weißt ja, wie es ist!" die Stimme ein wenig. Diese Modulation in der Stimme weist den Zuhörer darauf hin, dass eine rethorische Frage gestellt wurde: „Du stimmst doch zu?" „Du hast doch dieselbe Erfahrung gemacht, nicht wahr?" Die angedeutete Frage schafft ein Gefühl von Miteinander, von Gemeinschaft, von Verbundenheit. Der andere ist automatisch miteinbezogen, weil auch er die Liebe als Auf und Ab erlebt.

DER GLAUBE, DASS DIE LIEBE NICHT IN UNSERER HAND LIEGT

Es ist schon erstaunlich, dass wir alle den Eindruck haben, die Liebe sei eine schwankende Angelegenheit und wir seien diesen Schwankungen wehrlos ausgeliefert. Wir hypnotisieren uns selbst, indem wir denken, sagen und daran glauben, dass die Liebe unzuverlässig und unbeständig ist. Ohne dass wir uns darüber bewusst sind, lassen wir durch diese Hypnose unglückliche und unerfüllte Situationen in unserem Leben entstehen. Wir erleben die Liebe als eine beliebige Kraft und meinen, es gäbe nichts, was wir bewusst dazu beitragen könnten, um sie lebendig zu halten. Dieser Glaube macht deutlich, dass wir eigentlich überhaupt nichts über die Liebe wissen, denn die Wahrheit über die Liebe ist ganz anders.

Was ist Liebe?
„Liebe ist das Strahlen, der Duft, sich selbst zu kennen, man selbst zu sein. Der Fragesteller ist noch sehr jung, er ist erst neun Jahre alt, aber er ist seinem Alter weit voraus. Sein geistiges Alter muss beinahe doppelt so alt sein, etwa achtzehn. Daher die Frage.
Liebe ist überfließende Freude. Liebe ist, wenn du gesehen hast, wer du bist. Dann bleibt nichts anderes zu tun, als dein

Sein mit anderen zu teilen. Liebe ist, wenn du erkannt hast, dass du nicht von der Existenz getrennt bist. Liebe ist, wenn du ein organisches, orgasmisches Einssein mit allem, was existiert, erfahren hast. Liebe ist keine Beziehung, Liebe ist ein Seinszustand. Sie hat nichts mit einer anderen Person zu tun. Man ist nicht in jemanden verliebt – man ist Liebe. Und wenn du selbst Liebe bist, bist du natürlich auch verliebt, aber das ist eine Folge, eine Begleiterscheinung, und nicht die Ursache. Die Ursache liegt in dir, du bist Liebe."

Osho, The Guest, #6

„Denke daran: Die Liebe wird mit dir geboren, sie ist dein ureigenes Wesen. Alles, was nötig ist: Du musst ihr einen Weg bahnen, ihr einen Durchlass öffnen, sie fließen lassen, zulassen, dass sie geschieht. Wir alle blockieren sie, halten sie zurück. Wir sind geizig mit der Liebe, aus dem einfachen Grunde, dass uns eine bestimmte Wirtschaftslehre beigebracht worden ist. Diese Wirtschaftslehre hat hinsichtlich der äußeren Welt völlig Recht: Wenn du so und so viel Geld hast und du verteilst dies Geld ständig unter die Leute, dann bist du bald ein Bettler, wirst bald selbst betteln gehen müssen. Indem du Geld ausgibst, geht es dir verloren. Diese Wirtschaftslehre, diese Art zu rechnen, ist euch in Fleisch und Blut übergegangen. Hinsichtlich der äußeren Welt stimmt sie und nichts ist verkehrt an ihr, aber hinsichtlich der inneren Reise stimmt sie nicht. Hier gilt eine völlig andere Art zu rechnen: Je mehr du gibst, desto mehr hast du; je weniger du gibst, desto weniger hast du. Wenn du gar nichts gibst, dann verlierst du deine dir von der Natur gegebenen Eigenschaften. Sie kommen zum Stillstand, sind dir verschlossen, sie gehen in den Untergrund. Weil sie sich nicht mehr ausdrücken dürfen, schrumpfen sie ein und sterben ab."

Osho, Come, come, yet again come, #10

LIEBE UMGIBT UNS VON ALLEN SEITEN

Um unsere Sicht und unser persönliches Erleben der Liebe zu verändern, müssen wir zunächst einmal erkennen, dass Liebe *ist.* Liebe ist nichts, was rauf- und runtergeht. Von den erleuchteten Meistern erfahren wir, dass die Liebe ein Seinszustand ist, eine organische, orgasmische Einheit mit allem, was ist. Tag für Tag sind wir umgeben vom Wunder der Schöpfung, das eine Manifestation und ein Ausdruck der Liebe ist. Liebe ist tatsächlich da und umgibt uns ständig von allen Seiten!

WENDE DICH NACH INNEN UND FINDE DIE LIEBE

Wenn du still wirst, die Augen schließt und dich in dein Herz hineinfallen lässt, erinnere dich an eine Zeit, in der du Liebe gespürt hast – immer wirst du fühlen, dass Liebe da ist und das volle Leben, und dein Herz mit dem Schwingen der Liebe wunderbar erfüllt ist. Liebe ist ein Seinszustand, ein Strahlen, der Duft der Selbsterkenntnis, du selbst zu sein. Die Liebe wohnt in deinem Innern – wie kann es da Aufs und Abs geben?

WAS BEWEGT SICH AUF UND AB?

Sobald wir erkannt haben, dass die Liebe immer da ist,

etwas, was im Innersten eines jeden von uns lebt, dann besteht der nächste Schritt darin, uns zu fragen: „Was ist es denn, was sich auf und ab bewegt?“ Was geschieht eigentlich, wenn wir uns auf einmal abgeschnitten und unglücklich fühlen, wenn wir anfangen, jemandem, der uns nahe ist, Vorwürfe zu machen und ihm die Verantwortung zuzuschieben? Was passiert, wenn sich urplötzlich der Wind dreht und die liebevolle Verbindung zwischen dir und deinem Partner gestört und stunden- oder tagelang unterbrochen ist?

Wie oft ist es schon passiert, dass der Mensch, den du mehr liebst als alles andere auf der Welt, im Bruchteil einer Sekunde zu deinem schlimmsten Feind wurde? Du wirst erkennen oder zumindest eine Ahnung bekommen, was sich eigentlich auf und ab bewegt, wenn du anfängst, genau diesen Moment, in dem dir die Liebe zu deinem Partner abhanden kommt, noch einmal neu zu untersuchen.

EMOTIONEN ÜBERWÄLTIGEN UNS – KÖRPERLICH UND SEELISCH

In jenem Moment der Trennung erlebst du einen Anstieg in deinem Emotionsniveau und du wirst beobachten, dass deine liebevollen Gefühle und die Schwingungen der Liebe unmittelbar und vollständig durch einen Schwall von Emotionen verdeckt werden. Oder anders ausgedrückt: Deine liebevollen Gefühle und die Schwingungen der Liebe verschwinden unmittelbar und vollständig unter den Emotionen.

Liebe darf nicht Teil deiner Emotionen sein. Aber normalerweise betrachten und erleben es die Menschen so. Doch alles, was dich überwältigt, erweist sich als sehr instabil. Es braust wie ein Sturmwind über dich hinweg und lässt dich leer und am Boden zerstört zurück, voller Kummer und Traurigkeit.

Alle jene, die den Menschen in seiner Ganzheit erkannt haben – Kopf, Herz und Sein –, haben immer darauf hingewiesen: Die Liebe ist ein Ausdruck des Seins und keine Emotion. Emotionen sind sehr vergänglich, sehr wechselhaft. In einem Augenblick kommt es dir vor, als wären sie alles. Und im nächsten bist du einfach völlig leer.

Als Erstes muss also die Liebe aus dieser Menge der überwältigenden Emotionen herausgenommen werden. Liebe ist nicht überwältigend. Im Gegenteil, Liebe bedeutet enorme Klarsicht, Intuition, Feinfühligkeit, Gewahrsein. Aber diese Art von Liebe gibt es nur selten, denn nur ganz wenige Menschen gelangen je zu ihrem Sein.

Osho, Om Shanti, Shanti, Shanti, #17

2. EMOTIONEN SIND KEINE GEFÜHLE

VIELLEICHT VERWIRRT UNS DIE EINSICHT, dass Emotionen Schuld an unseren Aufs und Abs sein sollen, schließlich erleben wir so manche Emotion als gutes und wundervolles Gefühl. Aber genauso wie die Liebe ins Emotionale hineingezogen wird, vermischen sich auch unsere wahren Herzensgefühle mit unseren Emotionen, und das verursacht viel Leid in unserem Leben.

EMOTIONEN SIND NICHT DASSELBE WIE GEFÜHLE

Im normalen Sprachgebrauch gelten die Worte Emotion und Gefühl als Synonyme, so als würde Emotion genau dasselbe bedeuten wie Gefühl. Aber Emotionen sind nicht dasselbe wie Gefühle. Wenn man seine innere Welt erforscht, dann erkennt man, dass sie etwas völlig Verschiedenes sind. Tatsächlich sind sie zwei diametral entgegengesetzte Erfahrungen. Die Erfahrung eines Gefühls ist Welten entfernt von der Erfahrung einer Emotion.

EMOTION – VERGANGENHEIT, GEFÜHL – GEGENWART

Der entscheidende Unterschied zwischen Emotion und Gefühl besteht darin, dass Emotionen ihre Wurzeln in der Vergangenheit haben. Gefühle dagegen beziehen sich auf die Gegenwart. Emotionen bilden ein Reservoir von

Gefühlen, die wir in der Vergangenheit nicht ausgedrückt haben.

In unserem Seminar „Making Love“ kommen wir erst am vierten Tag auf das Thema Emotionen zu sprechen. Wir erklären das den Paaren. Wir entschuldigen uns dafür, dass es uns nicht möglich war, früher über Emotionen zu sprechen, obwohl wir wissen, dass durch sie in den meisten Beziehungen enorme Probleme entstehen. Wir schieben das Thema deshalb auf, weil die ersten Tage dazu da sind, den Paaren zu zeigen, wie sie sich auf die Quelle der Liebe einstimmen können, die in jedem von uns verborgen liegt – wach in der Gegenwart zu sein und die Liebe als Strahlen des eigenen Wesens zu erleben. Nach diesem frischen, völlig neuen Erleben der Liebe ist es ihnen leichter möglich, Emotionen als die destruktive Kraft zu verstehen, die sie sind. Sie können erkennen, dass ihnen das unbewusste Wirken der Emotionen in der Vergangenheit viel Herzschmerz und viel Leid beschert hat.

WIE FÜHLT SICH EINE EMOTIONALE ERFAHRUNG AN?

Wir fragen unsere Teilnehmer immer, welche persönlichen Erfahrungen sie machen, wenn sie emotional werden. Mit anderen Worten: Wie oder was fühlst du, wenn Emotionen dich im Griff haben? Die Antworten auf unsere Fragen gleichen sich in jedem Seminar.

EMOTIONEN ERKENNT MAN UNMITTELBAR UND MÜHELOS:

1. An dem Gefühl vom anderen abgetrennt oder ihm entfremdet zu sein, so als stände plötzlich eine Mauer zwischen euch.
2. Der Augenkontakt wird schwierig, du vermeidest, dem anderen in die Augen zu schauen, blickst woanders hin; oder der andere erscheint dir weit weg zu sein oder du siehst ihn nur verschwommen.
3. Du gibst deinem Partner die Schuld an der Situation oder am eigenen Unglück.
4. Du benutzt Worte wie „Nie machst du …“ oder „Immer machst du…“. Du sprichst über deinen Partner, nicht über dich.
5. Du ziehst dich zurück und verschließt dich.
6. Dein Körper ist zusammengezogen, du fühlst dich wie gelähmt, wie taub – manchmal treten auch Schmerzen auf.
7. Dein Gesichtsfeld verengt sich und ist umwölkt.
8. Du fühlst dich erschöpft, hast wenig Energie und möchtest am liebsten schlafen.
9. Du bist auf der Hut, in Abwehrstellung.
10. Du fühlst dich allein gelassen und abgelehnt.
11. Du fühlst dich einsam und unvollständig.
12. Du bist selbstgerecht, nach dem Motto: „Ich habe Recht und ich weigere mich so lange, einzulenken, bis du zugibst, dass ich Recht habe.“

13. Du fühlst dich falsch verstanden und du hast das Gefühl, dass alles, was du machst, für selbstverständlich gehalten wird.
14. Du liebst es, zu streiten, zu diskutieren, zu kämpfen und den anderen zu provozieren.
15. Deine Gedanken drehen sich im Kreis, du bist voller Negativität und hast Zweifel.
16. Was auch immer auftaucht, es folgt demselben Muster und Themen wiederholen sich.
17. Du fühlst dich hilflos und als Opfer der Situation.
18. Deine Zukunft erscheint dir hoffnungslos und deprimierend.
19. Du bist angespannt und kratzbürstig, dein Partner kann dir nichts recht machen.
20. Der emotionale Zustand kann einige Tage bestehen bleiben, bevor er sich löst und wieder Harmonie einkehrt.
21. Du willst, dass dein Partner sich ändert.
22. Du willst dich rächen, indem du etwas Unfreundliches und Liebloses tust oder sagst.
23. Du reagiesrt aus dem Ego.
24. Unbewusste Reaktionen. Du verstehst nicht warum du so reagierst.
25. Du beziehst dich auf etwas Vergangenes.

DIE SYMPTOME DES EMOTIONALEN ZUSTANDS

Die unangenehmen Erfahrungen, die wir hier aufgelistet haben, kann man als Symptome des emotionalen Zustands bezeichnen. Normalerweise leidet man an vielerlei Symptomen gleichzeitig, ja, vielleicht findest du sogar noch andere Symptome, die du dieser Liste hinzufügen kannst! Von jetzt an ist dir bewusst, dass du emotional bist, wenn du solche Symptome hast. Etwas aus der Vergangenheit ist hier und jetzt, in diesem Moment, ins Spiel gekommen und hat die Bühne besetzt. Deine Emotionen haben dich quasi in Geiselhaft genommen. Wichtig ist es jetzt, zu erkennen, dass das, was in deinem Innern vor sich geht, wenn du emotional bist, mit der Gegenwart nichts zu tun hat. Natürlich spielt es sich in der Gegenwart ab, aber du bist abwesend, denn in deiner inneren Welt hat sich ein radikaler Bruch mit der Realität vollzogen – ein Nebenprodukt deiner angesammelten und unbewältigten Gefühle aus der Vergangenheit.

EMOTIONEN VON ANDEREN SIND LEICHTER ZU ERKENNEN

Vielleicht hast du dich teilweise bereits wiedererkannt, als du die Liste der Symptome durchgegangen bist. Wenn wir Teilnehmer fragen, ob sie sich selbst in der Liste gespiegelt sehen, gibt es ein enormes Echo im Raum: „Ja, hundertprozentig!“ Vielleicht aber hast du dir auch gesagt: „Auf jeden Fall erkenne ich meinen Partner darin wieder!“
Dies war vor einiger Zeit die Antwort eines Mannes, und alle begrüßten seine Bemerkung mit wissendem Gelächter. Deshalb Vorsicht: Es ist leichter, die Emotionen des

anderen zu erkennen als die eigenen! Natürlich sind wir mit unserer eigenen emotionalen Seite, wie auch mit denen anderer Menschen zutiefst vertraut, da kann uns keiner mehr etwas Neues erzählen. Nur verstehen wir nicht, auf welche Weise unsere eigene emotionale Seite unser Leben mit dunklen Schatten überzieht. Wir haben keine Ahnung, wie wir mit dieser Schattenseite umgehen sollen. Das fehlende Puzzleteilchen in unserem Selbstverständnis heißt also „Emotionen". Im selben Augenblick, in dem wir erkennen, dass wir tatsächlich eine emotionale Seite haben, öffnen wir eine neue Tür: Wir haben die Chance, uns über den Strudel der Emotionen zu erheben, der die Liebe verdunkelt und ihr schadet.

GEFÜHLE ERLEBEN

Gefühle und Emotionen sind wie Hell und Dunkel, Tag und Nacht. Gefühle drücken wir aus, sobald sie auftauchen. Wir fragen Paare immer, was sie innerlich erleben, wenn sie sich vom Herzen her mitteilen und ihre tiefsten Gefühle zeigen. Es ist interessant, dass die Antworten denen auf der Liste der emotionalen Anzeichen widersprechen. Die Worte, die benutzt werden, um Gefühle auszudrücken, unterscheiden sich grundsätzlich von denen, die Emotionen ausdrücken. Das, was wir bei Gefühlen erleben, ist etwas ganz anderes als das, was wir erleben, wenn wir emotional sind. Wir fragen z. B:

„Wenn du ehrlich aussprichst, was du fühlst, und wenn du deine tiefsten Empfindungen mitteilst, fühlst du dich dann abgetrennt von deinem Partner?"

„Nein natürlich nicht, wir fühlen uns wunderbar miteinander verbunden."
„Kannst du deinem Partner in die Augen schauen?"
„Ja, kein Problem!"
„Fühlst du dich zusammengezogen und in dich zusammengesunken?"
„Nein, weit und lebendig"
„Fühlst du dich verschlossen, auf der Hut und abwehrbereit?"
„Nein, offen, weich und verletzlich."

Und so fragen wir die ganze Liste der Emotionen ab und bitten um die jeweils entsprechende Beschreibung der Gefühle, wenn sie in der Gegenwart ausgedrückt werden. Nachfolgend haben wir die Antworten unserer Seminarteilnehmer aufgelistet. Jede Emotion ist entsprechend der vorigen Liste aufgeführt, nur dass jetzt jedem Symptom der Emotion die entsprechende Gefühlserfahrung zugeordnet ist.

EMOTIONEN IM VERGLEICH ZU GEFÜHLEN

1. Statt abgetrennt und ohne Verbindung zum anderen zu sein – *fühlst du dich verbunden und dem Partner nah.*
2. Zuvor war es schwierig, dem Partner in die Augen zu schauen – *jetzt ist Augenkontakt leicht.*
3. Statt dem anderen Vorwürfe zu machen – *erkennst du dich an, so wie du bist, und zeigst deine innersten Gefühle.*

4. Du sprichst nicht über den Partner und sagst nicht „Nie machst du ...“ oder „Immer machst du...“ – *sondern du sagst: „Ich fühle ...“ und sprichst über dich selbst.*
5. Du bist nicht zurückgezogen und verschlossen – *sondern offen und verletzlich.*
6. Statt dass der Körper in sich zusammensinkt, sich zusammenzieht oder sich wie gelähmt anfühlt – *entspannt er sich, dehnt sich aus und fühlt sich lebendig an.*
7. Deine enge, negative, umwölkte Zukunftsperspektive – *wird zu einer weiten und klaren Sicht und einer positiven Zukunftsperspektive.*
8. Statt erschöpft zu sein – *fühlst du dich innerlich erfrischt.*
9. Statt auf der Hut und abwehrbereit zu sein – *wirst du verletzlich, offen und natürlich.*
10. Du fühlst dich nicht allein gelassen und zurückgewiesen – *sondern willkommen und angenommen.*
11. Du fühlst dich nicht einsam – *sondern ganz und all-eins (allein).*
12. Du bist nicht selbstgerecht – *sondern verständnisvoll.*
13. Du fühlst dich nicht missverstanden – *sondern verstanden.*
14. Statt dich zu streiten und Dinge auszudiskutieren – *willst du dich mit anderen austauschen.*
15. Statt im Kopf zu sein, verstandesorientiert, voller Zweifel – *folgst du deinem Herzen und hast Vertrauen.*
16. Statt dass sich Muster wiederholen – *entwickeln sich Dinge spontan und frei.*
17. Statt ein hilfloses Opfer zu sein – *bist du dir deiner eigenen Kraft bewusst.*

18. Anstelle von Hoffnunglosigkeit – *bist du voller Hoffnung.*
19. Du bist angespannt – *kannst dich entspannen.*
20. Es dauert tagelang an – *es entwickelt sich rasch weiter.*
21. Du versuchst den anderen zu ändern – *du akzeptierst den anderen.*
22. Du willst Rache – *du fühlst dich liebevoll.*
23. Du reagierst aus dem Ego heraus, aus Stolz – *du agierst vom Herzen her, mit Liebe.*
24. Du reagierst unbewusst – *du bist bewusst.*
25. Du beziehst dich auf die Vergangenheit – *es ereignet sich in der Gegenwart.*

GEFÜHLE SPRECHEN NUR ÜBER SICH SELBST, NICHT ÜBER DEN ANDEREN

Wichtig ist es, dass man ganz selbstverständlich über sich selbst spricht, wenn man seine Gefühle ausdrücken will, und nicht über den Partner. Jeder Satz beginnt dann mit einem: „Ich fühle…“, auf gar keinen Fall mit „Ich hab das Gefühl, dass du …“! Dem anderen auf diese Weise indirekt Vorwürfe zu machen, ist eine Methode, die eigenen Emotionen durch die Hintertür ins Spiel zu bringen, ohne für sie Verantwortung zu übernehmen. Wenn man sich im Streit verrannt hat, dann gibt es üblicherweise nur einen Ausweg aus dieser Sackgasse: Ein Partner bricht zusammen – er zeigt seine eigentlichen Gefühle, seine Verletzlichkeit, seine Unsicherheit und seinen Schmerz.

Wir alle haben schon die Erfahrung gemacht, wie unsere

Verbindung zum anderen und unser Zusammengehörigkeitsgefühl im Nu wieder da ist, sobald einer der beiden den Kampf aufgibt – wenn das Herz das Ego schmelzen lässt und man die eigentlichen Gefühle zeigt. Zur eigenen Unschuld zurückzufinden hat eine alchemistische Wirkung. Beide lassen sofort die Waffen fallen, öffnen ihr Herz und breiten die Arme aus. Sobald das Ego aus dem Weg ist, kann sich der Duft der Liebe wieder verbreiten. Denn Liebe verschwindet nicht, sie verbirgt sich hinter dem Ego, und wartet freundlich gesinnt ab, allzeit präsent.

GEFÜHLE BEFINDEN SICH IM HERZEN UND IM KÖRPER

Spüre in deinem Körper den Gefühlen nach, spüre tief in dich hinein und entdecke sie. Um in Kontakt mit deinen Gefühlen zu kommen, lasse dich in dein Herz fallen und fühle. Lasse dich nicht von deinen Reaktionen bestimmen und erlaube den Ängsten des Egos nicht, sich zwischen dich und die Liebe zu stellen. Stattdessen zeige und teile deine Gefühle mit, sobald sie auftauchen und sobald sie sich verändern.

FREUNDLICHKEIT, MITGEFÜHL, UNBEKÜMMERTHEIT UND DANKBARKEIT

Du kannst es dir zur Gewohnheit machen, reine Gefühle wie zum Beispiel Freundlichkeit oder Mitgefühl in dir zu wecken. Jede der in der Überschrift genannten Eigenschaften hat ihren Gegenspieler. Der Gegenspieler von Freundlichkeit ist Hass und Feindseligkeit. Der Gegenspieler von Mitgefühl ist Grausamkeit, Gewalt und Lieblosigkeit. Der Gegenspieler von Fröhlichkeit ist Traurigkeit, Unglück, Verzweiflung und Sorgen. Der Gegenspieler von Dankbarkeit ist Undankbarkeit. Jemand, dessen Leben und Emotionen in den vier gegenteiligen Aspekten festhängen, befindet sich in einem rein emotionalen Zustand. Jemand, der in den ersten vier Aspekten verankert ist, ist verankert in reinen Gefühlen.

Emotionen verstehen

„Im Leben der meisten Leute haben sich unsere reinen Gefühle in ihren gegenteiligen negativen emotionalen Ausdruck verkehrt. Indem du positive Gefühle bestärkst, kannst du die Qualität deines Lebens verändern. Sei dankbar für alles, was dir das Leben geschenkt hat, für die kleinen Gaben, die jeder Tag mit sich bringt. Vergleiche dich nicht mit anderen Menschen, das ist eine nutzlose Übung. Fang an, deinen Becher als halbvoll zu betrachten und nicht als halbleer. Wenn wir anfangen Dankbarkeit zu empfinden, dann fühlen wir uns voll, positiv und bestärkt, nicht leer, betrogen und unglücklich."

Osho, Das Feuer der Meditation

IM KÖRPER IST DIE LIEBE IMMER PRÄSENT

Mit der Liebe verbindet man stets körperliche Gefühle. Wenn wir uns auf unseren Körper einstimmen, auf die Stellen im Körper, die wir als angenehm und köstlich empfinden, dann ist da die Liebe bereits zum Leben erweckt, gesund und munter. Man spürt die zelluläre Schwingung – wie die Liebe auf zellulärer Ebene pulsiert. Vielleicht spürst du ein Kribbeln, es wird dir warm, du glühst, hast das Gefühl dich auszudehnen, hast Platz, Freudentränen steigen in dir auf, ein uneingeschränktes Ja zum Leben und ein tiefes Wohlgefühl ist in dir. Liebe ist tief im Körper verankert, sie entsteht im innersten Wesenskern und strahlt nach außen. Wenn Liebe da ist, erhöht oder spiegelt der andere deine dir eigene innere Schönheit. Er spiegelt die Liebe, die in deinem Innern wohnt. Du selbst kannst die Verbindung zu deiner inneren Schönheit aufrechterhalten, wenn du in die Zellen deines Körpers hineinspürst. Und wenn du dir dieser zarten und göttlichen Sinnesempfindungen bewusst bleibst, werden sie bestärkt und verstärken sich.

DIE ANGST, ZU LIEBEN

Viele von uns haben aufgrund von Erfahrungen in der Vergangenheit Angst sich der Liebe zu öffnen. Wir sind verletzt worden und unsere Liebe wurde zurückgewiesen – wahrscheinlich mehr als ein Mal. Wenn wir aus der Angst heraus handeln, vermeiden wir, anderen Menschen nahe zu kommen, unsere Verletzlichkeit zu zeigen und zuzulassen, dass Nähe zu anderen entsteht. So hartnäckig wie uns die Angst regiert, so hartnäckig wird sich uns auch die Liebe entziehen.

Frage: „Du sagst, Angst sei das Gegenteil von Liebe. Hast du irgendwelche Vorschläge, wie man die Angst loslassen kann?"

„Liebe ist existenziell; Angst ist nur die Abwesenheit von Liebe. Und das Problem mit der Abwesenheit ist, dass man damit direkt nichts machen kann. Angst ist wie die Dunkelheit. Was kann man mit der Dunkelheit direkt tun? Du kannst sie nicht auflösen, du kannst sie nicht hinauswerfen, du kannst sie nicht hereinbringen. Du kannst dich nicht auf die Dunkelheit beziehen, ohne Licht ins Spiel zu bringen. Der Weg hin zur Dunkelheit geht über das Licht. Wenn du Dunkelheit willst, mach das Licht aus; wenn du keine Dunkelheit willst, mach das Licht an. Aber du musst etwas mit dem Licht machen und keinesfalls mit der Dunkelheit.
Dasselbe gilt für die Liebe und die Angst: Liebe ist das Licht, Angst ist die Dunkelheit. Wer sich auf die Angst fixiert, wird niemals in der Lage sein, das Problem zu lösen. Es ist so, als würde man mit der Dunkelheit ringen – du wirst früher oder später entkräftet sein, müde, besiegt. Und das Wunder dabei ist: Du bist besiegt von etwas, das nicht existiert! Und wenn man besiegt wird, dann fühlt man natürlich, wie mächtig Dunkelheit ist, wie mächtig Angst ist, wie mächtig Unwissenheit ist, wie mächtig das Unbewusste ist. Sie sind überhaupt nicht mächtig – es gibt sie ja gar nicht.
Kämpfe nie mit etwas Nicht-Existentem. In dieser Hinsicht sind alle alten Religionen in die Irre gegangen. Sobald du anfängst mit dem zu kämpfen, was nicht existiert, bist du verloren. Dein kleiner Bach der Bewusstheit wird in der nicht existierenden Wüste versickern – und die ist endlos.
Angst ist das Gegenteil von Liebe. Denk daran: Nicht Hass ist das Gegenteil von Liebe, wie die Leute meinen. Hass ist Liebe, die auf dem Kopf steht, aber nicht das Gegenteil von Liebe.

Das eigentliche Gegenteil von Liebe ist Angst. Wenn Liebe da ist, dehnt man sich aus, wenn Angst da ist, zieht man sich zusammen. Wenn man Angst hat, verschließt man sich, wenn Liebe da ist, öffnet man sich. Wenn man Angst hat, zweifelt man, wenn Liebe da ist, vertraut man. Wenn man Angst hat, bleibt man einsam, wenn Liebe da ist, löst du dich darin auf. Deswegen stellt sich die Frage nach der Einsamkeit überhaupt nicht. Wenn man nicht da ist, wie kann man dann einsam sein?"

Osho, The Guest, #6

ANGST CONTRA LIEBE

Um sie unserer Liste von Symptomen hinzuzufügen können wir sagen: Generell fallen Emotionen unter die Schirmherrschaft der Angst, und Gefühle fallen unter die Schirmherrschaft der Liebe. Wenn Liebe da ist, sind wir in einem Zustand des Seins und Fühlens. Wenn wir emotional sind, dann bewegen wir uns hin zu einem Zustand von Angst und Zweifel. Und der Zustand von Angst steht für die Abwesenheit der Liebe. In Kapitel 9 kann man bei der 4. Szene erkennen, dass einem emotionalen Menschen, der voller Angst ist, Liebe fehlt, er sich aber unendlich nach ihr sehnt.

„Fang an zu lieben! Das Allererste, woran du denken musst: Mache kein Problem aus der Angst. Es geht um die Liebe. Mit der Liebe kann man sofort etwas machen; es ist unnötig, zu warten oder es zu vertagen. Fange an zu lieben! Die Liebe ist ein naturgegebenes Geschenk – von Gott oder der Existenz, wie immer du es nennen willst: wenn du religiös erzogen wurdest, dann von Gott; wenn du nicht religiös erzogen wurdest, dann vom Ganzen, dem Universum, der Existenz.

Osho, Come, come, yet again come, #10

3. EMOTIONEN SIND GIFT

DIE AUSLÖSER ERKENNEN

Meistens ist es offensichtlich, wenn ein Mensch emotional ist. Die Person verliert ihre Leichtigkeit und ihre Ausstrahlung, sie wird finster, zieht sich zurück oder ist aufbrausend. Der Wechsel in diese emotional verzerrte Wirklichkeit geht ganz schnell, so als hätte man einen Schalter umgelegt. Im Bruchteil einer Sekunde schaltet sich unsere Vergangenheit ein und beginnt in uns widerzuhallen.

Wenn wir uns miteinander unterhalten, verwenden viele den Ausdruck: „Er/sie hat mir die Knöpfe gedrückt". Diese Redewendung besagt, dass jemand etwas gesagt hat, das uns verstimmt oder uns unangenehm berührt. Das Interessante dabei ist, dass wir anscheinend wissen, dass es diese „Knöpfe" gibt. Wir scheinen zu wissen, dass sie aktiv sind, gesund und munter, und dass sie reagieren werden, sobald ein bestimmter Druck ausgeübt wird. Was wird also in unserem Innern aufgewühlt, wenn wir emotional werden? Was genau ist diese finstere Kraft, die sich ihren Weg durch unseren Körper bahnt und uns einhüllt? Durch was fühlen wir uns so elend und unglücklich? Wo ist die Wurzel dieser Emotion? Wir kennen die Symptome, aber was ist die Ursache?

EMOTIONEN SIND EIN NEBENPRODUKT NICHT GEZEIGTER GEFÜHLE

Wir haben den Grund dafür im vorigen Kapitel erwähnt, sind dann aber absichtlich darüber hinweggegangen: Emotionen stehen für alle nicht ausgedrückten Gefühle, die sich in uns angestaut haben. Emotionen sind das, was dabei herauskommt, wenn man in der Vergangenheit verpasst hat, Gefühle unmittelbar auszudrücken – in dem Moment, in dem sie tatsächlich aufkommen. Dass man nicht gesagt hat, was man fühlt, als man es gefühlt hat. Emotionen sind das, was aus unterdrückten Gefühlen wird, wenn man alles hinunterschluckt und in sich hineinfrisst. Unsere inneren unaufgelösten Gefühle fangen an nachzuhallen, wenn es einen geeigneten aktuellen Auslöser gibt. Sobald der Knopf gedrückt wird, werden die ungelebten Gefühle in unserem Innern aktiv. Wir sind dann wie ein Kassettenrekorder, bei dem die Replay-Taste gedrückt ist.

UNANGEMESSENE EMOTIONALE REAKTIONEN

Eine Emotion erkennt man auch daran, dass die Reaktion in keinem Verhältnis steht zu ihrem Auslöser. Jede noch so kleine Provokation kann dafür sorgen, dass Emotionen auf gefährliche und unerfreuliche Weise aufflammen. Dies macht deutlich, unter welch starkem inneren Druck unausgedrückte Gefühle stehen – eine Kraft, die immer wieder zu Explosionen führt.

UNAUSGEDRÜCKTE GEFÜHLE WERDEN „SAUER"

Das Fatale an den Emotionen ist, dass sie auf Rache aus

sind und es dem anderen heimzahlen wollen. Wenn wir unsere Gefühle in der Gegenwart nicht ausdrücken, dann bleibt die Spannung in uns und gärt vor sich hin. Nach einer Weile werden sie giftig, und wenn sie gereizt werden, dann wollen sie verletzen und andere leiden lassen.

DAS GIFT DER EMOTIONEN IST ZERSETZEND

Früher oder später werden die Gifte unserer nicht ausgedrückten Gefühle, also unsere Emotionen, entladen oder freigesetzt. Unglücklicherweise ist es der Mensch, der uns am nächsten ist, auf den wir regelmäßig unser Gift abladen – der Mensch in unserem Leben, den wir am meisten lieben. Die in unseren Emotionen verpackten Gifte zersetzen nach und nach die Liebe. Immer wiederkehrende emotionale Ausbrüche in einer Beziehung kann man sich wie einen langsamen Erosionsprozess vorstellen. Wie eine Flutwelle, die über einen Berg strömt und einen Teil des Bodens wegspült. Bei jeder Flut wird der Hügel ein wenig mehr abgetragen. Ehe man sich versieht, ist das Land voll tiefer Täler und Schluchten und man hat den Eindruck, dass sie nicht mehr zu überbrücken sind. Genauso tragen die Emotionen jedes Mal, wenn wir streiten, ein Stück unserer kostbaren Liebe ab – und beim nächsten Mal dann noch ein wenig mehr. Am Ende schauen wir den Menschen an, in den wir uns angeblich einmal verliebt haben, und fangen an uns zu fragen: „Was ist aus unserer Liebe geworden?"

EIN STREIT ZU VIEL

Viele Paare haben uns erzählt, dass sie sich von ihrem letzten Partner getrennt haben, weil es irgendwann den Streit gab, der das Fass zum Überlaufen brachte. Sie konnten ihren Weg zurück zur Liebe nicht mehr finden und als Folge davon war die Beziehung zu Ende. Die große Gefahr für Beziehungen liegt darin, dass bei häufigen emotionalen Ausbrüchen die Emotionen die liebevollen Gefühle zwischen zwei Menschen mit der Zeit auslöschen können und werden. Die Liebe ist wie eine zarte und zerbrechliche Blume, die die Giftigkeit emotionaler Streitereien und Auseinandersetzungen nicht lange überleben kann. Liebe zeigt sich in einer Atmosphäre der Stille und Gelassenheit, und nicht auf einem Schlachtfeld.

UNBEWUSSTES HERAUSLASSEN VON EMOTIONEN

Der übliche Weg, Emotionen unbewusst und unterschwellig herauszulassen, ist es, zu nörgeln, stets über alles Mögliche zu jammern, über Nichtigkeiten zu streiten, dem anderen gewohnheitsmäßig zu widersprechen, sich angegriffen zu fühlen, reizbar und leicht erregbar zu sein. Wenn wir emotional sind, ist es nicht leicht für andere, es uns recht zu machen; alles, was sie sagen oder tun ist falsch. Wenn wir am Partner nichts auszusetzen finden und stattdessen die Frau an der Supermarktkasse anherrschen, dann sind wir emotional! Wenn du beim Autofahren aufbraust, wenn du von den Kindern genervt bist, dann bist du emotional. Wenn du am Bankautomaten ausflippst, dann bist du emotional. Wenn es dir öfter so geht, dann wird es Zeit, etwas dagegen zu tun. Hör auf, Unzufriedenheit um dich herum zu verbreiten, während du durchs Leben gehst. Wenn du Unzufriedenheit sähst, dann wirst du auch Unzufriedenheit ernten. Wenn du Liebe gibst und Liebe um dich herum verbreitest, dann wirst du sie im Überfluss zurückbekommen.

UNTERSCHWELLIGE EMOTIONALITÄT

Einige Männer und Frauen haben uns gesagt, dass sie diese Verlagerung vom Gefühl der Verbundenheit hin zum Gefühl des Abgeschnittenseins, von der Ausdehnung hin zur Kontraktion, wie wir es beschreiben, nicht kennen. Sie beschreiben in noch genauerer Form, wie sich ihre alltägliche Erfahrung anfühlt: wie eine Art subtile Verbindungslosigkeit. Man fühlt sich nicht wirklich getrennt, aber irgendwie auf ein Minimum reduziert, ein wenig isoliert und einsam, ein bisschen verloren, in einer Art Depression. Diese Erfahrung des ständigen, kaum merkbaren Getrenntseins kann man als unterschwellige Emotionalität bezeichnen. Wenn Emotionen unterschwellig sind, dann ähnelt das einer leicht erhöhten Temperatur, es ist nichts Akutes, man hat kein richtiges Fieber, aber es hat dennoch unmerkliche Auswirkungen auf die Gesundheit. Wenn dir klar wird, dass du dich in einem Zustand unterschwelliger Emotionalität befindest, der die Psyche und deine ganze Weltsicht negativ beeinflusst, dann schlagen wir vor, dass du anfängst deinen Körper regelmäßig zu bewegen – wie wir es in Kapitel 7 erklären. Diese so genannten „Goldenen Regeln“ funktionieren sowohl bei offensichtlichen (akuten) Emotionen , wie bei unterschwelligen (chronischen) Emotionen. Es sind konstruktive Wege, um die Unterströmungen von Trauer und Unzufriedenheit aufzulösen, die unser Leben durchdringen. Unterschwellige Emotionalität äußert sich auch durch stilles zurückgezogenes Vor-sich-Hinbrüten oder dadurch, dass man sich immer wieder einredet, wie unrecht der andere hat in allem, was er sagt oder tut. Du merkst, wie du den anderen beschuldigst, dich innerlich über ihn ärgerst und erschaffst dir dadurch deine eigene Isolation.

ERSTE HILFE: WASSER

Wenn man emotional ist, tut es gut, erst mal ein großes Glas Wasser zu trinken, denn Wasser hilft, die Gifte, die sich im System befinden, zu verdünnen. Nach dem Trinken kann sich die eigene Befindlichkeit auffallend verändern: Es ist, als ob die Intensität nachgelassen hat. Natürlich ist es unwahrscheinlich, dass Wasser das ganze Problem löst, aber es kann ein guter Anfang sein. So empfehlen wir auch zu duschen, wenn man emotional ist oder nachdem man emotional war, denn die sanfte heilende Kraft des Wassers kann die ganze toxische Negativität abspülen; man fühlt sich danach erfrischt und präsent.

Erfahrungsbericht eines Mannes

Ich habe in dem, was ihr über Emotionen und Gefühle sagt, vieles wiedererkannt. Zwar ist es nicht so leicht, es im selben Augenblick, wenn es passiert, anzuwenden – meistens merke ich es erst hinterher, aber das ist besser, als wenn man in den Emotionen hängen bleibt und es scheinbar keinen Ausweg gibt …

Mir ist Folgendes passiert: Meine Frau und ich waren in eurem Seminar beim Liebemachen und sprachen über unsere Gefühle. Da sagte sie einen Satz, der bei mir ankam wie immer – ich fiel völlig in mich zusammen und stöhnte innerlich: ‚Jetzt, wo wir dabei sind einen neuen Schritt zu gehen, kommt so was!' Mich überfiel ein heftiges Selbstmitleid, ich fühlte mich als Opfer, und ein Riesenabstand kam zwischen uns auf.

Nach einer ganzen Weile, in der ich versuchte mir zu erklären, wieso und warum und woher dieser Satz kam, wurde mir bewusst: Ich bin in meinen Emotionen eingeklemmt. Im nächsten Moment war mir klar, dass es hier nicht ums Verstehen und Erklären geht – das hat mich nämlich früher immer noch tiefer in die Verwirrung gestürzt. Als ich erkannte, dass ich in meinen Emotionen hing, war es, als ob sich innerlich der Himmel aufklärte und die Sonne wieder schien. Ich konnte meiner Frau in die Augen sehen und spürte wieder meine Liebe zu ihr. Wir üben jetzt im Alltag, manchmal ist es schwierig, manchmal gut. Wir sind auf dem Weg.

4. VORSICHT: EMOTIONEN!

WENN DU DEN WUNSCH HAST, als Individuum mehr Liebe und mehr Bewusstheit zu erlangen, um dadurch noch mehr Liebe und Freude in dein Leben einzuladen, dann solltest du dir mehr und mehr über deine Emotionen bewusst werden. Fange damit an, deine Emotionalität überhaupt wahrzunehmen: Wie sich der Pegel der Emotionen im Laufe der Tage und Wochen hebt und senkt. Sich von seiner Emotionalität zu befreien, heißt, die an uns haftende Schicht von Unzufriedenheit, Härte und Negativität abzustreifen. Denn sie ersticken unsere Lebenskraft und hindern uns daran, Freude über unsere innere Schönheit und Liebe zu fühlen.

PERSÖNLICHES ENGAGEMENT

Um Emotionen zu transformieren, braucht man niemand anderen. Jede und jeder kann und muss es für sich selbst tun. Natürlich sind andere Menschen an dem Prozess beteiligt, aber sie spielen nur eine Nebenrolle, verpflichtet bist du dir nur selbst gegenüber. Verantwortung für Emotionen zu übernehmen, ist ein Weg, wie man Licht und Liebe in sein Leben einlädt.

BEWUSSTHEIT ALS WERKZEUG

Zur Selbsterforschung braucht man zwangsläufig Bewusstheit. Man braucht den Beobachter, den Zeugen, und die Fähigkeit, sich die Show von außen zu betrachten, während man mitten auf der Bühne steht. Bewusstheit trägt wesentlich zur eigenen Transformation bei und geschieht auf drei Ebenen: auf der Ebene des Körpers, des Verstandes und der Emotionen, wobei Emotionen am subtilsten sind.

BEWUSSTHEIT AUF DER KÖRPEREBENE

Es ist relativ leicht, sich seines Körpers bewusst zu sein. Wir können ihn von innen wahrnehmen als eine eigene Welt, als stete Quelle zarter köstlicher Empfindungen. Von außen können wir den Körper streicheln und berühren, um unsere Bewusstheit zu erhöhen. Oder wir können, zum Beispiel beim Laufen, das Bewusstsein auf die Füße richten und den Kontakt zum Boden fühlen: den angenehmen Druck und die Gewichtsverlagerung bei jedem Schritt. Der Körper ist eine natürliche Brücke zum gegenwärtigen Augenblick, zum Leben im Hier und Jetzt. Bewusst im Körper zu sein stärkt die Liebe und Achtung für unseren Körper – er ist wirklich ein Tempel der Liebe, Freude und Seligkeit.

Wir meinen es wortwörtlich, wenn wir sagen, dass die Liebe im Körper zu spüren ist, wie in Kapitel 2 erwähnt. Fang an, den Körper als deinen besten Freund zu betrachten, der im Jetzt lebt. Wenn der Fokus auf den Körper gerichtet ist, dann kann man sich leichter von den nörgelnden negativen Stimmen des eigenen Gedankenapparats distanzieren – der ohnehin nur mit Vergangenheit und Zukunft beschäftigt ist. Um den Körper als Brücke zur Gegenwart zu benutzen, müssen wir uns nach innen wenden, eine Ausrichtung, die allen tantrischen Lehren zugrunde liegt. Wir beide drücken es so aus: Es braucht eine Akzentverschiebung von oben und außen – so wurden wir konditioniert – nach unten und in unseren Körper hinein. Wir nehmen Verbindung auf mit der Innenwelt des Körpers, in welchem wir die freudige Präsenz wahrer Liebe finden.

BEWUSSTHEIT AUF DER VERSTANDESEBENE

Sich des Verstandes und seines endlosen Geschnatters bewusst zu werden ist nicht so leicht. Jeder hat die unbewusste Gewohnheit, in Gedanken abzuschweifen. Wir können stundenlang in unseren Erinnerungen schwelgen, ohne mitzubekommen, wie weit wir weg sind und wie tief versunken in unseren Gedanken. Der Verstand hindert uns daran, ganz präsent zu sein. Wir koppeln uns ab vom Jetzt und sind uns unseres Körpers oder uns selbst nicht mehr bewusst. Wenn wir so in Gedanken verstrickt sind, fast zwanghaft darin verhakt, dann vergessen wir manchmal, dass wir so etwas wie einen Körper haben. Seine Verhaftungen im Kopf wahrzunehmen ist schwieriger, als sich des Körpers bewusst zu sein. Wir Menschen neigen grundsätzlich dazu, uns eher mit dem Verstand und dem Denken zu identifizieren als mit der Gegenwart und den körperlichen Empfindungen. Wir neigen dazu, den Körper wie eine Maschine zu behandeln und ihn mechanisch, unachtsam und ohne Bewusstsein zu benutzen.

BEWUSSTHEIT AUF DER EMOTIONSEBENE

Von allen drei Ebenen ist die emotionale die subtilste, am schwersten zu fassende Schicht. Die Schwierigkeit liegt darin, dass wir so stark mit unserer emotionalen Seite identifiziert sind. Wenn wir unter dem Einfluss von Emotionen stehen, dann glauben wir, dass wir die Emotion sind – „So bin ich". Emotionen sind derartig überwältigend und vereinnahmend, dass wir glauben, Emotionen seien notwendigerweise ein Teil unseres Wesens, sie seien das, was wir in Wahrheit sind. Diese Nähe zu emotionalen Erfahrungen, die Identifikation mit ihnen kommt dadurch zustande, dass man eine aktivierte Emotion stark physisch wahrnimmt. Emotionen strömen als Wirkstoff durch den Körper, sie machen sich den Körper zeitweise zunutze, und erwecken dadurch den Eindruck, dass sie mit uns eins seien. Einige Leute verkünden stolz, sie seien sehr emotional, weil sie Emotion als etwas Positives ansehen. Sie betrachten ihr Schimpfen und Toben als authentischen Selbstausdruck.

DAS BINDEGEWEBE TRANSPORTIERT DIE EMOTIONEN

Auf der physischen Ebene durchströmen die Emotionen den Körper entlang der zahlreichen Schichten des Bindegewebes (der Faszien). Die Faszien haben die bemerkenswerte Funktion, den Körper zusammenzuhalten, damit er ein homogenes Ganzes bildet. Etwa fünf Schichten von Faszien durchziehen den Körper von Kopf bis Fuß, dabei gehen die tiefsten Schichten mit den äußersten Schichten eine stabile Verbindung ein. Wenn du aufmerksam bist, kannst du beim nächsten Mal, wenn du emotional wirst, deinen Körper beobachten und spüren, was in dir passiert: Sofort, innerhalb von Sekunden, entdeckst du wahrscheinlich eine Art wirbelnder Bewegung, als wenn irgendeine dichte Substanz durch deinen Körper fährt. Dieses Empfinden, dass sich etwas in dir bewegt, kommt daher, dass die bereits erwähnten Emotions-Toxine ins System eindringen und sich durch die vielen Schichten der Faszien im Körper verteilen. Das Gift, das in den unterdrückten Gefühlen gespeichert ist, verursacht eine radikale Realitätsverschiebung: vom Himmel in die Hölle.

EMOTIONEN UND DER SOLARPLEXUS

Achte auf deinen Solarplexus! Wenn du, während du emotional bist, deinen Körper beobachtest, dann wirst du wahrscheinlich eine Anspannung im Solarplexus spüren. Viele Menschen empfinden oft eine Anspannung im Bereich von Solarplexus und Magen, vielleicht sogar Schmerzen, und diese unbehaglichen Gefühle können tagelang andauern. Der Solarplexus besteht aus einem riesigen Geflecht von Nerven und ist zugleich ein wichtiges Energiezentrum. Du findest die Stelle, indem du mit den Fingerspitzen sanft auf deine Körpermitte drückst, auf halbem Wege zwischen Nabel und dem Ende des Brustbeins (dem Zwerchfell). Unsere Emotionen, die unausgedrückten Gefühle, können sich im Solarplexus ansammeln. Vielleicht hast du, unmittelbar nachdem jemand etwas gesagt hat, das dir zusetzt oder Emotionen heraufbeschwört, bemerkt, dass sich im Solarplexus etwas zusammenzieht, sich dir der Magen umdreht. Wenn wir Paare in unseren Seminaren befragen, ob sie ein Missbehagen im Solarplexus oder in der oberen Magengegend verspüren, dann heben die meisten die Hand – ein Hinweis darauf, dass die Mehrzahl sich einer beträchtlichen Anspannung bewusst ist, die dort zurückgehalten wird. Wenn jemand emotional wird, dann kann er kurzfristig auch einen fauligen Mundgeruch entwickeln. Dies zeigt, dass der Bereich von Magen und Solarplexus beim Aufkommen von Emotionen eine große Rolle spielt.

DER SOLARPLEXUS ALS MONITOR

Der Solarplexus kann ein nützlicher Gradmesser für deine Emotionen sein. Sei dir im Alltag des Solarplexus bewusst und nutze ihn als Messgerät, das dir anzeigt, was in deinem Leben grad passiert. So manches Mal fühlst du dich gar nicht wirklich emotional oder getrennt vom anderen, hast aber dennoch ein unangenehmes Gefühl im Solarplexus, das dein Erleben hier und jetzt aus dem Gleichgewicht bringt. In so einem Fall lohnt es sich, die Begegnungen des Tages noch einmal durchzugehen und genau zu bestimmen, wann die unangenehmen Empfindungen begannen. In welchem Augenblick hat sich etwas verändert? Wann hast du etwas im Solarplexus wahrgenommen, das unstimmig war? Was hat jemand gesagt oder getan, das deine Emotionen in Gang gesetzt hat? Dieser einfache Schritt, herauszufinden, wann die Störung in deinem System aufgetreten ist, kann dir helfen, einiges von dem inneren Unbehagen aufzulösen, das die Emotion hervorgerufen hat. Den Augenblick exakt zu bestimmen ist sehr hilfreich, weil du dann weißt, warum und wann etwas in dir ausgelöst wurde. Wenn du das nicht machst, dann läufst du missmutig und voller Negativität (emotional) durch den Tag, ohne zu wissen, was eigentlich mit dir los ist. Wenn wir es versäumen, unsere inneren Anspannungen aufzulösen, dann kommen sie später nur allzu leicht durch die Hintertür wieder herein, in subtiler oder auch weniger subtiler Form: Wir reagieren gereizt auf die Kinder, der Straßenverkehr geht uns auf die Nerven, wir stehen ungeduldig und verspannt in der Warteschlange und reagieren zynisch oder sarkastisch auf den Partner.

ZEIT, ERWACHSEN ZU WERDEN

Zunächst einmal ist es eine Herausforderung, der eigenen emotionalen Seite ins Auge zu sehen, aber das Resultat ist die Mühe wert. Schon bald weiß man es zu schätzen, um wie vieles leichter das Leben ist, wenn man immer weniger in persönliche Probleme verwickelt ist. Und wenn du dich doch einmal in einer solchen Situation wiederfindest, dann weißt du jetzt zumindest, was los ist. Das Leben hört auf, eine Katastrophe zu sein: nur eine emotionale Welle aus der Vergangenheit ist in die Gegenwart geschwappt. Die Verantwortung für die eigenen Emotionen und die eigene Vergangenheit zu übernehmen ist ein beachtlicher

Reifeschritt. Es ist auf jeden Fall einfacher, ins Unbewusste abzugleiten, anderen die Schuld zu geben und unglücklich zu sein, als bewusst und glücklich zu sein. Auch wenn das absurd klingt: Es ist tatsächlich viel einfacher, unglücklich zu sein als glücklich. Alte unbewusste Muster bewusst zu machen und sie umzuwandeln, erfordert Engagement und macht Mühe. Um Glück und Liebe ins Leben zu rufen, muss man sich um Bewusstheit bemühen. Das verlangt mehr von einem, als einfach zum tausendsten Mal ein emotionales Verhaltensmuster oder Drama zu wiederholen.

5. EMOTIONEN HABEN NICHTS MIT LIEBE ZU TUN

ES BEDARF BEWUSSTER ANSTRENGUNG, UM EMOTIONEN ZU ERKENNEN

Es gibt eine Wahrheit über die Liebe: Sie kann lebendig bleiben, wenn man Liebe und Emotionen auseinander hält. Wenn wir eine bewusste Anstrengung unternehmen, unsere Emotionen zu erkennen und Verantwortung für sie zu übernehmen, dann können wir uns ganz leicht ihrem zerstörerischen Potenzial entziehen. Wir müssen wach werden für den Moment, in dem sich unsere Realität verzerrt: wenn wir uns plötzlich verspannen, uns verschließen oder uns getrennt fühlen. Normalerweise kommt jede emotionale Reaktion, die wir erleben, durch etwas zustande, das der Partner oder eine andere Person sagt oder tut. Bei den meisten von uns reicht sogar der Tonfall aus, um alte Kindheits-Emotionen auszulösen.

DIE GEFAHR BEI UNBEWUSSTEN EMOTIONEN

Emotionen sind potenziell gefährlich, wenn auch nicht zwangsläufig. Wenn Emotionen als das erkannt werden, was sie sind, dann stellen sie keine Gefahr dar. Emotionen, die uns bewusst werden, können tief greifende Heilungsprozesse auslösen – wie wir in späteren Kapiteln ausführen werden. Aber Emotionen, die nicht erkannt werden, wenn wir also unbewusst reagieren, können verheerend sein. Wenn wir uns unsere heutige Welt anschauen, dann ist sie nichts anderes als ein gigantisch ausschweifender Alptraum der Emotionen. Krieg und Streit bestimmen das Bild. Jeder ist emotional mit jedem: Paare, Kollegen, Familie, Freunde, Nationen, Religionen.

Man muss nur die Nachrichten hören oder sich ein paar Serien im Fernsehen anschauen, um zu erkennen, dass unsere Wirklichkeit tatsächlich bis zum Rand voll mit Emotionen ist, die an allen Ecken und Enden herausquillen. Die Leute werfen sich furchtbare Dinge an den Kopf, sie rennen aus Zimmern, bevor das Gespräch zu Ende ist, und knallen die Türen hinter sich zu, sie schlagen und verletzen einander, sie beschimpfen sich und sind lieblos. Unsere Filme und Fernsehprogramme spiegeln genau, wie wir als Menschen miteinander umgehen. Das Tragische daran ist, dass wir, wenn wir jeden Abend vor dem Fernseher sitzen, den Eindruck bekommen, emotionales Verhalten sei durchaus akzeptabel. Wir verhalten uns auch so und finden es vollkommen in Ordnung, wenn Menschen keine Achtung voreinander haben. Mit Krieg, Angst und Missbrauch weiterzumachen scheint normal zu sein, man erwartet es und akzeptiert es. Grundsätzlich dulden und befürworten wir ganz arglos, dass es in Ordnung ist, unser Leben damit zu verbringen, unser inneres Gift zu versprühen und unsere Umgebung zu vergiften.

EMOTIONEN AN SICH SIND NICHT FALSCH

Wie wir schon gesagt haben, sind Emotionen an sich nicht falsch. Wir alle tragen ungewollt und ohne es zu merken Wunden mit uns herum, die uns unbewusst zugefügt worden sind. Es kann also nicht falsch sein, emotional zu sein! Voller niemals gezeigter Gefühle zu stecken ist traurig und potenziell hochexplosiv, aber es ist nicht falsch. Wie sollte es falsch sein? Das Falsche an der Situation kommt dadurch zustande, dass wir unseren emotionalen Zustand nicht als das erkennen, was er ist. Solche Situationen entstehen, weil wir uns nicht bewusst sind, wie unsere emotionale Seite funktioniert und wie Emotionen unser Leben und unsere Beziehungen bestimmen. Wir müssen erkennen, dass wir unendlich viele unausgedrückte Gefühle in uns tragen und dass es wichtig ist, anzuerkennen, dass das so ist. Wenn wir nicht wissen, was sich in unserem Innern abspielt, dann versuchen wir, die Anspannung indirekt loszuwerden, indem wir in emotionale Situationen mit anderen geraten. Und dann wundern wir uns, wieso wir mit so vielen Leuten Streit haben.

WAS FALSCH IST, SIND DIE PROJEKTIONEN DER EMOTIONEN

Wenn wir unsere Emotionen nicht erkennen, dann projezieren wir unsere inneren Schmerzen und ungelösten Angelegenheiten unwillkürlich nach außen, auf eine Person oder Situation. Die Ladung, das Gift der sauer gewordenen Gefühle, die wir in uns tragen, wird nach außen verlagert und einer anderen Person angehängt: Sie ist schuld, nicht wir. Wenn wir emotional sind, denken wir nicht über uns selbst nach. Stattdessen reagieren wir spontan: Wir werfen einem anderen Menschen vor, was er Falsches gesagt oder getan hat. Wir machen ihn für unser Unglück verantwortlich. Wir werden gehässig und absichtlich verletzend und sagen Unfreundliches und Liebloses, bis wir zehn Minuten später alles wieder bereuen – manchmal ein Leben lang.

DER VERSTAND KLEBT AN DER NEGATIVITÄT

Das Problem mit verletzenden, giftigen Worten, die bei einem emotionalen Ausbruch zwischen Menschen gefallen sind, liegt darin, dass der Verstand sich schwer tut, diese emotionalen Aussagen zu vergessen. Er klebt an ihnen und kreist ständig um die Frage: „Stimmt das?" „Hat er/sie das wirklich so gemeint?" „Bin ich wirklich so?" Der Verstand bleibt am Negativen hängen. Während die schönen Augenblicke schnell vergessen werden, lässt der Verstand die negativen ungern los.

VERMEIDET EMOTIONALE BEMERKUNGEN

In einer Partnerschaft (und bei jeglichem Umgang mit anderen) müssen wir sehr bewusst darauf achten, was über unsere Lippen kommt. Achtet auf den Tonfall, um sicher zu gehen, dass eure Gespräche nicht emotional aufgeladen sind. Lernt zu erkennen, wann eure Emotionen sich durch eure Stimme zeigen. Lernt, beißende Kommentare gegenüber dem Partner zu unterlassen. Sie sind wie giftige Pfeile, die die Emotionen des Partners auslösen können. Vermeidet Bemerkungen, von denen ihr schon vorher wisst, dass sie den anderen verärgern oder verletzen werden. Emotionen kommen immer mit einer gewissen Ladung daher, es ist leicht, sie an eurer Stimme, eurer Körperhaltung zu erkennen und die Negativität, die ihr aussendet, wird euer Gegenüber anstecken.

DIE EMOTIONEN DES PARTNERS NICHT PERSÖNLICH NEHMEN

Wenn dein Partner emotional wird, dann hat das nichts mit dir zu tun! Aber du bist auch nicht dazu da, ihm zu sagen, dass er gerade emotional ist. Das ist ein absolutes Tabu und wird hier noch einige Male wiederholt werden! Stattdessen versuche zu verstehen, dass die Vergangenheit deines Partners gerade aktiviert ist und dass du in Wirklichkeit mit dieser Szene nichts zu tun hast. Das ist leichter gesagt als getan. Wichtig für dich ist, deine ganze Aufmerksamkeit auf deinen Körper zu richten und alles zu tun, um nicht selber emotional zu werden. Lasse dich nicht in das Drama des anderen hineinziehen. Ganz gleich was er sagt oder tut, denke daran, dass seine Emotionen und sein Ego sprechen und nicht das Herz oder sein eigentliches Wesen. Hab Mitgefühl mit ihm, statt ihm feindlich gesinnt zu sein. Auch du hast eine emotionale Seite, die sich von Zeit zu Zeit bemerkbar macht.

Don Miguel Ruiz sagt in seinem Buch *Die vier Versprechen:*

> „Nichts was andere Menschen tun, hat mit Ihnen zu tun. Sie tun es wegen sich selbst. Alle Menschen leben in ihrem eigenen Traum, in ihrem eigenen Kopf; sie befinden sich in

einer völlig anderen Welt als der Ihrigen. Wenn wir etwas persönlich nehmen, gehen wir davon aus, dass der andere weiß, wie es in unserer Welt aussieht: Wir versuchen, unsere Welt, ihrer Welt aufzuzwingen."

„Wenn Ihnen jemand seine Meinung mitteilt ... , dann sollten Sie diese Aussage nicht persönlich nehmen, da in Wirklichkeit diese Person mit ihren eigenen Gefühlen, Überzeugungen und Ansichten beschäftigt ist. Der Betreffende hat versucht, Sie mit seinem Gift zu treffen, und wenn sie das persönlich nehmen, verleiben sie sich dieses Gift ein und machen es sich auf diese Weise zu Eigen. [...]

„Doch wenn Sie das Gesagte nicht persönlich nehmen, sind sie mitten in der Hölle immun dagegen. Immunität gegenüber Gift inmitten der Hölle ist das Geschenk dieses Versprechens."

„Wenn Sie Dinge persönlich nehmen, dann fühlen Sie sich angegriffen, und ihre Reaktion besteht darin, ihre Überzeugungen zu verteidigen und auf diese Weise Konflikte zu schaffen. Sie machen aus einer Mücke einen Elefanten, da Sie das Bedürfnis haben, im Recht zu sein und jeder andere im Unrecht. Außerdem versuchen Sie angestrengt, Recht zu haben, indem Sie ihre eigenen Ansichten zum Ausdruck bringen."

aus: Don Miguel Ruiz, Die vier Versprechen

ZEITWEISE „ENTLIEBT"

Wenn wir emotional sind, können wir uns vorübergehend als „entliebt" bezeichnen, als ein bisschen durcheinander, aber eigentlich besteht kein Grund, grundsätzlich an der Liebe zu zweifeln. Liebe ist immer gegenwärtig, wenn unser Herz am richtigen Fleck ist. Wenn wir emotional sind, es aber nicht mitbekommen, dann kann das unangenehme Folgen haben. Wir sind getrieben von unbewussten Kräften, und reagieren unbewusst auf andere, was langfristig gegen unsere eigenen Interessen sein kann.

BEOBACHTE DEINE EMOTIONALEN MUSTER

Je mehr du in der Lage bist, Beobachter, Zeuge deines eigenen Erlebens zu sein und von deinen emotionalen Mustern Abstand zu nehmen, desto mehr wirst du in der Lage sein, das Leben und die Liebe in der Gegenwart zu genießen. Auf diese Bewusstheit musst du bauen. Es gibt keine einfache Lösung, du wirst deine eigene Emotionalität vielleicht hunderte Male anschauen müssen – eine Lebensaufgabe. Wichtig dabei ist, dich nicht abzukanzeln oder dir Vorwürfe zu machen, weil du emotional bist. Belohne dich lieber dafür, dass du es erkennst. Du siehst, dass es passiert und übernimmst Verantwortung dafür. Wenn du Emotionen als Emotionen erkennst, dann ist das so, als ob du einen Schritt zurücktrittst und dieses Erkennen deinem inneren Wesen Kraft gibt: Du spürst, dass deine Lebenskraft wächst, wenn du die Vergangenheit zurücklässt. Je mehr Kraft du deinem Inneren und deinem Körper in der Gegenwart geben kannst, desto mehr verliert das unbewusste emotionale Verhalten an Schwung. Du verleugnest deine Emotionen nicht, aber du verwandelst mit deiner Wachheit Unbewusstes in Bewusstes.

6. WOHER EMOTIONEN KOMMEN

BIS ZUM ERWACHSENENALTER haben sich in uns Emotionen aus den unterschiedlichsten Quellen angesammelt, die zu unseren heutigen unbewussten emotionalen Reaktionen führen.

QUELLE NUMMER 1: UNTERDRÜCKUNG VON GEFÜHLEN IN DER KINDHEIT

Von frühester Kindheit an haben wir unsere Gefühle unterdrückt. Die Emotionen kommen daher, dass wir damals unsere tatsächlichen Gefühle nicht ausgedrückt haben. Unser „Emotionskörper" oder „Schmerzkörper*" steht für den Schmerz unserer unausgedrückten Gefühle, die sich dort in der Vergangenheit angesammelt haben – wobei die Vergangenheit fünf Minuten her sein kann oder auch fünfzig Jahre. In den ersten prägenden fünf Jahren unseres Lebens werden wir nicht ermutigt, unseren wahren Gefühlen Ausdruck zu geben, authentisch zu unserer inneren Wirklichkeit zu stehen. Stattdessen haben uns Eltern, Schule und Gesellschaft beigebracht, was wir sagen sollen und was wir nicht sagen sollen, wie man sich ordentlich benimmt, wie man am wenigsten Aufsehen erregt und

* Wie in Eckhart Tolles Buch „Jetzt – Die Kraft der Gegenwart" beschrieben.

wie man so unsichtbar wie möglich bleibt – und uns in diesem Verhalten bestärkt. Unzählige Male mussten wir so tun, als ob wir gewisse Gefühle nicht hätten; wir haben unsere Tränen der Trauer oder des Glücks unterdrückt und unsere Schreie der Wut oder Freude hinuntergeschluckt. Am Ende versuchen wir allen alles recht zu machen und verlieren den Mut und die Fähigkeit, uns selbst Ausdruck zu geben. Die Wunden unserer unterdrückten Kindergefühle sind die ersten, in denen uns Liebe gefehlt hat – vielleicht durch den Schmerz einer Zurückweisung oder, weil wir uns einsam und verlassen fühlten. Es handelt sich daher um die tiefsten Wunden, die im innersten Kern eines Menschen verborgen liegen.

DIE VERGANGENHEIT MIT SICH HERUMSCHLEPPEN

Die Konditionierung aus der Kindheit, Gefühle zu unterdrücken, wird zu einer Angewohnheit, die wir auch als Erwachsene beibehalten: Wir agieren „politisch", indem wir nicht sagen, was wir wirklich fühlen, brauchen und wollen. Stattdessen laufen wir herum und geben uns den Anschein, dass es uns bestens geht, und machen das, was andere gutheißen, während wir untendrunter an der Bürde unausgedrückten Schmerzes leiden. Aufgrund unserer Unterdrückung in der Vergangenheit laufen die meisten von uns tatsächlich herum wie kleine tickende Zeitbomben, die nur darauf warten, beim „richtigen" Anlass hochzugehen. Der Auslöser kann verschiedene Formen haben, zum Beispiel der Tonfall eines Menschen oder was und wie er etwas sagt.

EMPFINDUNGEN SIND MIT ERINNERUNGEN VERKNÜPFT

Durch Geruchs-, Geschmacks- und Tastsinn werden starke Erinnerungen hervorgerufen, die als machtvolle Auslöser wirken und uns weit zurück in die Vergangenheit katapultieren. Geschwisterrivalität und eine Konkurrenzsituation um die verfügbare Liebe, plus elterliche Vorlieben für das eine oder andere Kind, können Wunden schlagen, die zu einer wichtigen Quelle von Emotionen werden. Später im Leben weiß die Familie häufig Mittel und Wege, unsere Schuldgefühle zu wecken und wir werden dazu gebracht, das „Richtige" zu tun, um zu zeigen, dass wir etwas wert sind.

QUELLE NUMMER 2: KÖRPERLICHE MISSHANDLUNGEN, SEXUELLER MISSBRAUCH UND SEXUELLE GEWALT

Der Körper merkt sich jedes psychische und physische Trauma, das er im Leben erfahren hat. Er speichert die Furcht und die Erinnerungen, die unausgedrückten Gefühle als Schwingung oder Frequenz in den Zellen. Vom ersten Lebenstag an wird jedes Trauma im Körper aufgezeichnet. Wurden die Gefühle, die mit dem Trauma einhergingen, damals ausgedrückt, dann ist die Wahrscheinlichkeit einer bleibenden Verletzung unendlich viel kleiner. Eine Frau beispielsweise, die in ihrer Kindheit sexuell missbraucht wurde, hat ihr Entsetzen und ihren Schmerz niemals ausdrücken können. Meist gehört der Verantwortliche für den sexuellen Übergriff zum engeren

Familienkreis und so war es unmöglich, die traumatische Erfahrung gegenüber einem anderen zuzugeben oder über sie zu sprechen. Oftmals nötigt der Verwandte dem kleinen Kind auch ein Versprechen des Stillschweigens ab, niemandem irgendetwas darüber zu sagen. Das Trauma wird als Erinnerung im Unterbewussten begraben und das heranwachsende Mädchen beginnt ihr Sexualleben mit einer schmerzhaften Wunde. Randvoll mit unausgedrückten Gefühlen, hat sie sich verhärtet, um sich zu schützen. In der Folge ist es möglich, dass jeder Mann, der ihr nahe kommt oder versucht mit ihr zu schlafen, die vergrabene Vergangenheit aufrührt, die nun unbewusst agiert. In der Gegenwart verspürt die Frau dann plötzlich und unerwartet Abwehr oder Ekel gegenüber dem Mann – Emotionen, die natürlich mit den alten, nicht ausgedrückten Gefühlen zu tun haben. Unter der Oberfläche sitzen Wut, Trauer und Schmerz. Aufgrund des einmal angelegten zellulären Gedächtnisses kann die Frau unvermittelt in einen Zustand der Anspannung und des Abgeschnittenseins katapultiert werden.

Diese unausgedrückten Gefühle aus der Kindheit werden beim Erwachsenen immer wieder indirekt als Emotionen auftauchen. Die stets von Neuem aufwallenden Unglücksgefühle erwecken dann den Anschein, als bewegte sich die Liebe auf und ab, während sich in Wirklichkeit nur der Pegel der Emotionen verändert. In einem emotionalen Zustand verlieren wir den Kontakt zu Liebe und Glück in der Gegenwart. Wenn wir merken, dass wir emotional werden, dann hilft es, die Situation zu verstehen und was da gerade abläuft. Denke daran, dass Emotionen für den unbewussten Teil stehen und potenziell gefährlich sind, wenn sie die Oberhand gewinnen. Wenn wir sie aber erkennen, stellen wir eine potenziell heilsame Situation her. Die heilsame Wirkung durch das Ausdrücken alter Gefühle wird später noch eingehend besprochen werden.

QUELLE NUMMER 3: KONVENTIONELLER SEX

Wenn wir sexuell heranreifen und erwachsen werden, wird auch der Sex zu einer wichtigen Quelle von Emotionen. Konventioneller Sex (der Sex, den 99% von uns haben) macht Spaß, daran besteht kein Zweifel, aber weil sich dabei eine hohe Ladung an Erregung aufbaut, ruft er Spannung hervor, die im System abgeladen wird. Diese Ladung muss sich früher oder später auf die eine oder andere Art wieder entladen oder abgebaut werden. Dies geschieht zu „guter" Letzt über die Emotionen. Konventionellen Sex kann man also als „emotionalen Sex" bezeichnen. Im Körper bildet sich eine beträchtliche Anspannung, weil der Verstand aus Gewohnheit den Genitalien einen Orgasmus aufdrängt.

Für die meisten Menschen ist Sex kein Sex, wenn am Ende nicht die Entladung steht. Um einen Orgasmus zu bekommen, wird ein hohes Maß an Erregung und körperlicher Anspannung gebraucht. Die Erregung wird zu einem Höhepunkt getrieben, bis es eine Energieentladung gibt, nach unten, in einer sich angenehm anfühlenden, begrenzten Körperregion. Wenn sich bei der Entladung die Energie abwärts bewegt, dann bildet sich als Nebeneffekt Anspannung. Wenn die Energie dagegen nach oben fließt, wie es bei den im Tantra üblichen sexuellen Praktiken geschieht, dann ist der Nebeneffekt Stille, Zufriedenheit und Freude.

Der Druck und die Fixierung auf den Orgasmus lässt die Menschen nach dem Sex ein bisschen emotional aufgeladen zurück. Aus diesem Grunde passiert es so häufig, dass sich Paare nach dem Sex streiten oder richtigen Krach haben. Hätten sie tatsächlich „Liebe gemacht", dann bestände natürlich keine Notwendigkeit für einen Streit, denn dann würde man für sich selbst und den Partner Liebe verspüren. Wenn du mit deinem Partner keinen Streit hast, dann wirst du dich früher oder später über etwas anderes aufregen, wirst über etwas enttäuscht sein oder ohne ersichtlichen Grund an deinem Partner oder den Kindern etwas auszusetzen haben. Viele Leute haben uns berichtet, dass sie sich, seit sie genauer beobachten, in der Zeit nach dem Orgasmus tatsächlich ein wenig bezugslos, abgespalten und einsam fühlen.

ERFAHRUNGSBERICHT EINES MANNES

Ungefähr am 4. Tag des Making Love-Seminars verspürte ich Schmerzen in meinen Genitalien und einen starken Druck, ähnlich dem Schmerz, den ich in der Vergangenheit hatte, wenn ich länger nicht ejakuliert hatte. Gleichzeitig hatte ich aber auch das Gefühl, dass meine Partnerin und ich in den vergangenen Tagen auf eine sehr „kühle" Art Liebe gemacht hatten, so wie ihr es uns empfohlen hattet - wir waren nicht in Leidenschaft geraten oder sehr erregt gewesen. Ich war also sicher, dass ich nicht zu erregt gewesen war oder meine Ejakulation unterdrückt hatte. Ihr hattet ja gesagt, dass das auch Schmerzen in Hoden- und Leistengegend verursachen kann.

Am fünften Tag sprachen wir während des Liebemachens miteinander, also während ich in ihr war, und ich sagte, ich könne ja einfach ejakulieren, damit der Schmerz aufhört. Im selben Moment wurde mein Penis kleiner und kleiner und, was noch nie geschehen war, rutschte aus ihrer Vagina heraus. „Okay", sagte ich zu ihr, „dass ich meine Erektion verliere, ist ein eindeutiges Zeichen dafür, dass ich nicht kommen muss. Der Schmerz und der Druck werden schon verschwinden."

Am nächsten Tag bekam ich einen Orgasmus, ohne dass ich dafür gegangen oder darauf fixiert gewesen wäre. Der Orgasmus war schön, denn wir erlebten ihn bewusst. Erst später fiel mir auf, dass ich danach anfing, meine Liebste zu ärgern, sie zu provozieren und spitze Bemerkungen zu machen – eine alte Angewohnheit von mir. Sie sagte, sie hätte das Gefühl, ich würde meine Stacheln ausfahren und sie von mir wegstoßen. Ganz langsam begann es mir zu dämmern. Aber ich brauchte eine ganze Weile um zu merken, dass ich mich nach dem Orgasmus einsam gefühlt hatte und getrennt von meiner Liebsten – nach so schönen gemeinsamen Tagen. Zum ersten Mal wurde mir so richtig klar, dass ich nach einer Ejakulation oft emotional bin. Auf einmal konnte ich es so klar erkennen.

QUELLE NUMMER 4:
DER VERSTAND – ER KANN ZWANGHAFT WERDEN

Der Verstand kann eine machtvolle Quelle von Emotionen sein. Viele Menschen sind zwanghaft in ihren Gedanken und Befürchtungen verfangen, und erzeugen so einen Zustand ständiger Besorgnis und ständigen Leids. Auf einem Thema oder einer Situation herumzureiten kann einen Menschen extrem emotional und unglücklich machen. Vielleicht hast es schon so erlebt: Du fühlst dich glücklich und zufrieden und plötzlich kommt dir eine verstörende Erinnerung aus der Vergangenheit in den Sinn. Ziemlich sicher löst sich deine glückliche Stimmung in null Komma nichts auf. Oder du denkst ununterbrochen über ein bestimmtes Problem mit jemandem nach und kannst dich so in wenigen Minuten in Rage bringen. Oder du schürst deine Aufregung, indem du deinen Freunden immer wieder dieselbe dramatische Geschichte erzählst. Jedes Mal, wenn du so handelst, dann recycelst du sozusagen jene alten Emotionen in deinem System, und jedes Mal bist du wieder ein wenig traurig oder wütend, selbst Jahre nach dem Vorkommnis. Die Vergangenheit loszulassen ist wirklich schwierig.

MIT DER VERGANGENHEIT UND EMOTIONEN IDENTIFIZIERT SEIN

Einige Leute definieren sich über ihre unglückliche Vergangenheit und tun sich schwer, in den gegenwärtigen Augenblick zu kommen, in dem das Leben tatsächlich stattfindet: hier und jetzt. Sie reiten ständig auf ihrer traurigen Kindheitsgeschichte herum, die ihr Leben zerstört hat. Nun ist es aber so, dass man die Vergangenheit heute nicht verändern kann. Man muss sie akzeptieren, sie ist vorbei. Jetzt, und nur jetzt, ereignet sich das Leben, das man im Körper spüren kann.

QUELLE NUMMER 5: KOLLEKTIVE SCHMERZEN UND EMOTIONEN

Eckhart Tolle sagt, dass Emotionen normalerweise eine kollektive und eine persönliche Seite haben. Die kollektive Seite ist der Schmerz, der sich in der kollektiven menschlichen Seele über Tausende von Jahren angesammelt hat, durch Folter, Krieg, Mord, Grausamkeit, Wahnsinn usw. Auch der emotionale Körper oder der Schmerzkörper hat Teil an den kollektiven Emotionen.

> „Jede Frau, die nicht voll bewusst ist, hat neben ihrem persönlichen Schmerzkörper einen Anteil an etwas, das wir den kollektiven weiblichen Schmerzkörper nennen können. Er besteht aus angesammeltem Schmerz, den Frauen zum Teil durch männliche Unterwerfung des Weiblichen, durch Sklaverei, Ausbeutung, Vergewaltigung, Geburt, durch den Verlust eines Kindes und so weiter über tausende von Jahren erlitten haben.
>
> Der emotionale und körperliche Schmerz, den viele Frauen zu Beginn und während ihrer Regel erleben, ist der Schmerzkörper in seinem positiven Aspekt, der dann aus seinem Ruhezustand erwacht. Er kann aber auch zu anderen Zeiten aktiviert werden. Er behindert den freien Energiefluss durch

den Körper, und die Menstruation ist ein körperlicher Ausdruck dieses Flusses ... Oft wird eine Frau zu diesem Zeitpunkt vom Schmerzkörper „überwältigt". Er hat eine extrem mächtige emotionale Ladung, die dich leicht in die unbewusste Identifikation ziehen kann. Dann bist du aktiv von einem Energiefeld besessen, das deinen inneren Raum anfüllt und vorgibt, du zu sein. Es ist natülich ganz und gar nicht du. Es spricht durch dich, handelt durch dich, denkt durch dich. Es wird in deinem Leben negative Situationen herbeiführen, damit es sich an deren Energie nähren kann. Es verlangt nach mehr Schmerz, in welcher Form auch immer.*"

*aus: Eckhart Tolle, Jetzt - Die Kraft der Gegenwart

Frauen erben auch die vorgeburtlichen Spannungen und Traumata ihrer Mutter und übernehmen später in ihrem Leben deren Einstellung zu Männern.

7. MIT EMOTIONEN UMGEHEN – FÜNF GOLDENE REGELN

DIE ENTSCHEIDENDE FRAGE IST: Was kann ich tun, wenn ich emotional bin? Emotionen zu erkennen, ist vielleicht nicht so schwierig, aber was kann ich eigentlich dagegen tun? Wie gehe ich mit ihnen um? Wie komme ich vom Gefühl der Entfremdung, das ich gerade erlebe, wieder zu einem Gefühl der Verbundenheit? Und wie finde ich die Liebe wieder?

GOLDENE REGELN, UM EMOTIONEN ZU TRANSFORMIEREN

Die folgenden fünf Schritte sind notwendig, um aus einem emotionalen Konflikt mit deinem Partner wieder herauszukommen:

1. Erkennen, dass man emotional ist.
2. Drei einfache, alles verwandelnde Worte laut aussprechen: „Ich bin emotional."
3. Dem Partner sagen: „Ich gehe jetzt, weil ich eine Weile allein sein muss. Ich komme später wieder."
4. Deinen Körper für eine Zeit lang aktiv bewegen.
5. Zum Partner zurückkehren, wenn die Emotion vorbei ist.

GOLDENE REGEL NUMMER 1: ERKENNEN

Du wirst ein bisschen Übung brauchen, um herauszubekommen, dass du emotional bist. Wenn du erst einmal anfängst, bei dir die Anzeichen zu erkennen, die in Kapitel 2 aufgelistet sind, dann wird es dir nach und nach immer leichter fallen und es wird auch immer schneller gehen. Du wirst ein richtiger Experte darin werden. Du weißt sofort, woran du bist, und verstehst, was da gerade passiert; du bist weder verwirrt, noch hast du Selbstzweifel. Es kann sehr erleichternd sein, wenn man sofort weiß, dass man emotional ist: Das Leben bricht nicht über einem zusammen, man ist einfach nur emotional! Nicht, dass es eine besonders angenehme Erfahrung ist, aber wenigstens weißt du so, dass dein Partner keine Schuld daran hat, dass du leidest. Die Quelle deines Leidens sind deine angestauten Gefühle. Sobald du anfängst, ein Auge auf deinen schwankenden Emotionspegel zu haben, werden deine Hochs und Tiefs, werden die Auseinandersetzungen in deiner Beziehung weniger.

GOLDENE REGEL NUMMER 2: SICH LAUT DAZU BEKENNEN

Wir müssen unsere innere Erkenntnis, dass wir emotional sind, offenlegen. Es geht kein Weg daran vorbei: Wir müssen es zugeben, indem wir sagen: „Ich bin emotional." Keine anderen Worte werden dieselbe Wirkung haben, man sollte also keine anderen Begriffe benutzen. Sprich laut und deutlich, und sage: „Ich fühle mich emotional“ oder „Ich bin emotional“. Und auf keinen Fall brüllen oder schreien wir unseren armen Partner an, um ihn darüber zu informieren! Du sagst es einfach nur.

EMOTIONEN SIND EIN ASPEKT DES EGOS

Zuzugeben, dass man emotional ist, wenn man gerade mittendrin steckt, ist oft ein unangenehmer Schritt. Nichts erscheint dann schwieriger, als diese drei Worte zu sagen! Warum ist es so schwierig, das zuzugeben? Weil wir im emotionalen Zustand automatisch mit unserem Ego identifiziert sind, so wie bei den Symptomen in Kapitel 2 beschrieben. Das Ego, das sich direkt über das Herzzentrum legt, wird das Herz und die Liebe, die man dort natürlicherweise empfindet, vollständig verdecken. Das Allerletzte, was das Ego im emotionalen Zustand tun möchte, ist einzulenken und von seinem Thron herabzusteigen. Das Ego hasst es, im Unrecht zu sein oder verbal zuzugestehen, dass das Gegenüber keinen Fehler gemacht hat und nicht an der Situation Schuld hat. Der Verstand wird sein Bestes geben, um dich auf jede erdenkliche Weise davon zu überzeugen, dass du vollkommen Recht damit hast, dem anderen Vorwürfe zu machen – er hat ja was getan. Das Ego blüht auf, wenn es Recht hat, deswegen empfinden wir es als demütigend, einen rechthaberischen Standpunkt aufzugeben.

DEN PARTNER ENTLASTEN

Wenn du sagst „Ich bin emotional“, dann ist ganz klar, dass

du für deine Emotionen Verantwortung übernommen hast. Durch diese Worte entlässt du deinen Partner aus der Verantwortung. Der Nebeneffekt davon ist, dass es bei ihm ein Gefühl der Erleichterung auslösen wird. Jetzt weiß er, dass du weißt, was vor sich geht! Diese drei Worte wirken wie ein Schwert, mit dem du die Schichten des Unbewussten durchtrennst. In dem Augenblick, indem du sie aussprichst, wirst du spüren, wie sich die Atmosphäre um dich herum verändert, weil die Anspannung merklich nachlässt.

GOLDENE REGEL NUMMER 3: AUSEINANDER GEHEN UND ALLEIN SEIN

Nachdem du zugegeben hast, dass du emotional bist, ist es ganz wichtig, dass du dich räumlich von deinem Partner trennst. Sag ihm, dass du gehst, weil du eine Weile allein sein musst, und dass du zurückkehren wirst. Knalle die Tür nicht hinter dir zu, wenn du gehst – auch das ist die Sprache der Emotion! Sei so liebevoll und höflich, wie es unter den gegebenen Umständen möglich ist. Wenn dein Partner weiter streiten will, antworte nicht, sondern verabschiede dich, verlasse den Raum und suche dir ein Plätzchen, um allein zu sein. Emotionen mögen es, immer weiter zu streiten und zu diskutieren. Indem du dich körperlich entfernst, entziehst du dich dem noch tieferen Sumpf, der durch den fortgesetzten Streit und die Verletzungen entsteht, die man sich im unbewussten Zustand zufügt.

EINEN ORT FINDEN, UM ALLEIN ZU SEIN

Du musst einen Ort finden, an dem du für dich sein kannst: ein anderes Zimmer in der Wohnung, den Garten, den Wald oder was immer dir zur Verfügung steht. Aber fahre nicht Auto! Unter dem Einfluss von Emotionen ist Autofahren gefährlich und es können Unfälle passieren. Bleib, wo du bist, und mach das Bestmögliche unter den gegebenen Umständen.

GOLDENE REGEL NUMMER 4: TOB DICH AUS!

Bewege deinen Körper, sei aktiv, und zwar für eine längere Zeit. Atme! Wenn wir emotional sind, dann müssen wir die Toxine dazu bringen, sich durch das Bindegewebe aus dem Körper herauszubewegen. Es ist also ganz wichtig, körperlich aktiv zu sein, wenn man Emotionen transformieren will. Dabei gilt es zu verstehen, dass wir keinen Kontakt zum Körper haben, wenn wir emotional sind, selbst wenn wir auf der körperlichen Ebene Emotionen intensiv spüren: Wir sind in der Vergangenheit verfangen. Unsere Identifikation mit der Vergangenheit trennt uns von den positiven inneren Empfindungen unseres physischen Körpers in der Gegenwart. Körperliche Aktivität ist notwendig, um die Gifte unausgedrückter Gefühle aus dem System herauszubefördern.

KRAFTVOLLE BEWEGUNGEN UND TÖNE

Wir empfehlen starke, energetische, den ganzen Körper

erfassende Bewegungen. Bewege dich für längere Zeit, nicht nur ein paar Minuten. Du wirst es merken, wenn deine Emotionen „heruntergebrannt“ sind, weil du dann anfängst, dich wieder normaler zu fühlen. Wenn du mit den Bewegungen auch Töne von dir gibst, dann können die Emotionen besser aus dir raus. Zwar können Nachbarn manchmal ein Hemmnis sein, aber sie sollten dich eigentlich nicht davon abhalten, dich auszudrücken. Finde eine Möglichkeit, die dir entspricht, ohne deine Umgebung zu stören. Leg dir ein Kissen über den Mund, wenn du schreist. Wenn es gar nicht möglich ist, Krach zu machen, dann werden auch kraftvolle Körperbewegungen zum gewünschten Ergebnis führen.

VORSCHLÄGE WIE DU DICH AUSTOBEN KANNST:

- Stampfe mit den Füßen auf der Stelle.
- Tanze wild zu Musik, bewege dabei Arme und Beine.
- Schüttle dich unkontrolliert (Körper, Arme, Hände, Kopf).
- Plappere laut unverständliche bedeutungslose Worte (Kauderwelsch).
- Springe auf und nieder, halte dabei deine Arme hoch und jedes Mal, wenn du mit deinen beiden Fersen auf den Boden kommst, rufe kraftvoll: „Hu!“
- Bearbeite ein dickes Kissen oder eine Matratze mit deinen Fäusten und brülle tief aus dem Bauch heraus.
- Laufe energisch eine Joggingrunde, mindestens fünf Kilometer.

- Verrichte körperliche Arbeit, bei der du deinen Körper für eine Zeit lang kraftvoll bewegst.
- Mache die *Dynamische Meditation* von Osho.

LEG DICH AUF KEINEN FALL HIN!

Wenn wir emotional sind, neigen wir dazu, zusammenzubrechen und uns schwach zu fühlen. Weit verlockender als aktiv zu werden erscheint uns dann, sich unter die Bettdecke zu verkriechen oder uns vor den Fernseher zu hängen. Das bedeutet jedoch, dass wir nichts anderes tun, als weiterhin emotional zu sein, uns selbst zu bemitleiden und unsere Emotionen ein paar Stunden lang zu pflegen. Es sind übliche Abwehrmechanismen und auch eine Art des Verkriechens – sie helfen nicht. Wenn wir emotional sind, befinden wir uns in einem geschwächten Zustand, deshalb kann es manchmal schon eine Herausforderung sein, sich überhaupt zu bewegen, ganz zu schweigen von einer ganzen Stunde oder mehr! Aber dieser Schritt ist nötig!

IN KONTAKT MIT UNAUSGEDRÜCKTEN GEFÜHLEN KOMMEN

Je stärker du deinen Körper bewegst, desto schneller verbrennen die Gifte und werden aus deinem System heraustransportiert. Manchmal, während du beispielsweise auf ein Kissen einschlägst, kann es passieren, dass du mit einer Schicht machtvoller Gefühle in Kontakt kommst, die viele Schichten unter der eher oberflächlichen emotionalen Reaktion liegen. Auf einmal fängst du aus deinem innersten Kern heraus an zu weinen, weil du mit alten Schmerzen und Verletzungen von früher in Verbindung kommst.

Mit anderen Worten: Eine Flut vorher nicht ausgedrückter Gefühle steigt an die Oberfläche, und das ist eigentlich genau das, was wir uns wünschen. Wir wollen ja zu der Schicht der Gefühle vordringen, die einmal in unserem Innern abgelegt wurde – unausgedrückt und das System vergiftend, die Ursache für Emotionen in unserem Leben. Solltest du von Tränen und Traurigkeit überwältigt werden, dann bleib dabei: Lasse die Tränen laufen, halte nichts zurück. Und versuche nicht, die Ursache oder den Grund der Emotion zu verstehen. Analysieren bringt dich ins Denken und weg von der Gegenwart. Lasse zu, was aus unbewussten Schichten auftaucht. Die Heilung erfolgt, nachdem alte Gefühle befreit wurden. Man kann den Körper im Hier und Jetzt von tief vergrabenen Erinnerungen befreien, wenn man in Kontakt kommt mit den ursprünglichen Gefühlen, die sich hinter der Emotion verbergen. Alte Emotionen in Gefühle zu verwandeln, kann auf zellulärer Ebene in der Gegenwart Wunden der Vergangenheit heilen. Wenn wir bewusst alte Emotionen in echte Gefühle verwandeln, indem wir sie „ausleben“, dann werden wir wieder ganz und gesund. Die ungelebten Gefühle sind ausgedrückt, und das System neu belebt – das kann ein machtvolles Heilungserlebnis sein.

DAS ZIEL DER GOLDENEN REGELN

Emotionen in Gefühle zu verwandeln ist ein positiver Schritt, denn nach und nach wird die „negative“ Ladung der Wunde weniger und wir hören auf, uns mit unseren Kindheitsgeschichten zu identifizieren, die uns so lange verfolgt haben. Wenn wir unsere zurückgehaltenen Gefühle zulassen, erleben wir einen süßen Schmerz und spüren Erleichterung, weil wir Spannungen loslassen, die wir viele Jahre mit uns herumgetragen haben. Dies ist das eigentliche Ziel der goldenen Regeln: Wir wollen mit den alten unausgedrückten Gefühlen wieder in Kontakt kommen, um die Vergangenheit zu heilen. Dann wird die Gegenwart eine Erfahrung der Liebe und Freude – ungestört durch emotionale Tumulte. Wie bereits erwähnt, lösen sich häusliche Konflikte normalerweise, sobald ein Partner anfängt, seine wahren Gefühle zu zeigen. Tränen, die vom Herzen kommen (und nicht Tränen der Wut), sind ein Schritt aus der Emotion heraus.

GOLDENE REGEL NUMMER 5: ZUM PARTNER ZURÜCKKEHREN

Nach einer Zeit der körperlichen Bewegung merkst du wahrscheinlich, dass du anfängst, dich sehr viel leichter zu fühlen und deine Situation wiegt weniger schwer. Die Negativität ist durch den körperlichen Ausdruck heruntergebrannt, und du bist wieder zum Leben im Hier und Jetzt zurückgekehrt. Und wenn alles gut geht, dann kehrst du auch wieder zur Liebe zurück.

SETZ DICH STILL HIN UND KOMM ZUR RUHE

Wenn du das Gefühl hast, dich ausreichend bewegt zu haben, um deine Emotionen zu verbrennen, dann setze dich ein paar Minuten still hin und stimme dich auf deinen Körper ein. Vielleicht spürst du dein Herz wieder und bist nicht mehr voller negativer, giftiger Gedanken über den anderen. Vielleicht empfindest du Liebe und Dankbarkeit dem Leben gegenüber. Lenke deine Aufmerksamkeit in deinem Körper hinein, bis du an einen Punkt kommst, an dem du dich geerdet und zentriert fühlst. Wenn du so weit bist, deinem Partner wieder zu begegnen, dann gehe zu ihm und umarme ihn. Es ist nicht nötig, zu reden, zu erklären oder zu rechtfertigen, was passiert ist. Wenn du ihm natürlich mitteilen willst, dass du nicht mehr emotional bist, kannst du das gerne tun!

AUGENTEST, UM DEN EMOTIONSPEGEL ZU PRÜFEN

Schau deinem Partner direkt in die Augen. Du wirst sofort feststellen, dass du seinem Blick nun standhalten kannst. Als du emotional warst, war es praktisch unmöglich, Augenkontakt zu haben (eines der Symptome für Emotionalität). Es kann passieren, dass du merkst, dass du deinem Partner nach der Rückkehr immer noch nicht in die Augen schauen kannst. Es hängt immer noch ein Gefühl der Entfremdung in der Luft. Nicht so ein Riesenabstand wie vorher, du fühlst dich ihm schon ein wenig näher, aber du fühlst dich immer noch nicht wieder ganz mit ihm verbunden. Als sei die Mauer, die euch trennt, nur noch etwa halb so hoch. Das Gefühl nur halb da zu sein ist ein Zeichen dafür, dass du noch einmal wegehen und eine weitere Runde körperlicher Aktivität hinter dich bringen musst. Du musst dich solange bewegen, bis das Gefühl der Entfremdung vollständig verschwunden ist. Der Prozess braucht so lange, wie er eben braucht. Je öfter du den goldenen Regeln Schritt für Schritt folgst, desto kürzer wird der Prozess und desto eher wirst du dein inneres Gleichgewicht und die Liebe wiederfinden.

DAS IST DIE ZAUBERFORMEL:

ERKENNEN
AUSSPRECHEN
WEGGEHEN
BEWEGEN
ZURÜCKKEHREN

ERFAHRUNGSBERICHT EINES PAARES:

Nachdem wir vom „Making Love-Seminar" zurückgekommen waren, nahmen wir an einem Tennis-Turnier teil. Wir spielen gemischtes Doppel. Wir wussten, dass unsere Gegner etwa gleich stark waren und dass wir gut spielen mussten, um zu gewinnen.

Früher wurden wir während eines Spiels oft emotional und steckten uns gegenseitig damit an. Meist verloren wir das Spiel, wenn wir emotional wurden! Wir trugen eher einen Kampf unter uns aus, als den Kampf auf dem Tennisplatz.

Jetzt haben wir gelernt, wie man die Emotionen aus dem Spiel heraushält, und wir lernen, wie wir unsere Gegner gemeinsam herausfordern können. Dieses Match gewannen wir, wir haben nur einen einzigen Satz verloren! Und dann haben wir auch alle folgenden Partien gewonnen und das ganze Tennis-Turnier im gemischten Doppel! Bloß weil jeder bei sich blieb und die Emotionen aus dem Spiel heraushielt, konnten wir der Herausforderung gemeinsam begegnen. Nebenbei bemerkt: Es klappt auch, wenn wir Einzel spielen.

ERFAHRUNGSBERICHT EINER FRAU:

Dass wir uns nun auf die tantrische Weise, die ihr lehrt, viel öfter lieben, hat uns zu friedlicheren Menschen gemacht – keine Streits mehr im Büro, die wir tagtäglich hatten, bevor wir von euch gelernt haben. Und wenn wir doch einmal streiten, dann wissen wir, dass wir uns nicht genug Zeit fürs Liebemachen nehmen. Dummerweise sind wir oft so leistungsorientiert und fühlen uns unserer Firma verpflichtet, dass es uns schwer fällt, die Zeit für Liebe zu unserer ersten Priorität zu machen.

Es war erstaunlich, wie selten wir joggen gehen oder herumbrüllen mussten, bevor wir erkannten, dass wir emotional geworden waren und zu streiten aufhörten. Nur ungefähr fünf Mal. Wir können jetzt die Muster, die zwischen uns ablaufen, erkennen, und das hat uns sehr geholfen.

8. FÜNF SZENEN, WIE MAN DIE LIEBE VON DEN EMOTIONEN BEFREIT

DER PROZESS BRAUCHT SO LANGE, WIE ER EBEN BRAUCHT

Wie lange dauert es, bis man einen emotionalen Ausbruch überwindet? Es gibt keinen festgelegten Zeitrahmen, in dem man seine Emotionalität überwinden wird. Am Anfang kann ein Paar mehrere Tage, aber vielleicht auch nur wenige Stunden brauchen. Wenn du Verantwortung für deine Emotionen übernimmst, indem du sie laut benennst, dann kannst du davon ausgehen, dass die Zeitspanne zwischen den ausgelösten und den aufgelösten Emotionen allmählich abnimmt.

Viele Paare erzählen uns, dass sie den Anweisungen, die in den Goldenen Regeln beschrieben werden, nur etwa fünf Mal folgen mussten, um ihr Bewusstsein für emotionale Zustände zu schärfen. Mit diesem neuen Verständnis waren sie in der Lage, die Liebe und die Emotionen auseinander zu halten. Manchmal waren Konflikte, zu deren Bewältigung sie vorher Tage gebraucht hätten, in einer Stunde ausgestanden. Sie berichten von einem entspannteren und liebevolleren Verhältnis zueinander. Die Liebe von den Emotionen zu trennen, ist deshalb so wichtig, weil wir so die Liebe schützen können und sie nicht immer wieder zerstören. Wir können die Liebe in der

Gegenwart frei von den Schlacken der Vergangenheit halten. Das Jetzt bleibt in seiner Reinheit gewahrt, und durch unser bewusstes Wahrnehmen können wir eine deutliche Trennlinie zwischen Vergangenheit und Gegenwart ziehen.

Im Folgenden eine Liste möglicher Situationen, die zwischen zwei Menschen entstehen können:

Szene 1: Ein Partner wird emotional
Szene 2: Beide Partner werden emotional
Szene 3: Ein Partner wird emotional, der andere nicht
Szene 4: Du meinst, dein Partner sei emotional
Szene 5: Ein Mensch, der nicht dein Partner ist, reagiert dir gegenüber emotional

SZENE 1: EIN PARTNER WIRD EMOTIONAL

In dem Moment, in dem du erkennst, dass du emotional bist, folge den Goldenen Regeln von Kapitel 7. Kurz gesagt, es beginnt damit, dass du sagst: „Ich bin emotional", dann gehst du weg und wirst körperlich aktiv, bevor du einige Zeit später zu deinem Partner zurückkehrst.

SZENE 2: BEIDE PARTNER WERDEN EMOTIONAL

Normalerweise werden beide Partner gleichzeitig emotional. Diese zwei Szenarien folgen einander auf dem Fuße wie der Blitz dem Donner: Der eine Partner wird emotional und als unmittelbare Folge davon wird auch der andere emotional. Der erste, der emotional wird, hat keine Chance zu stoppen, um seine Emotionalität einzugestehen. Denn Emotionen verbreiten sich mit enormer Geschwindigkeit und sie sind ansteckend, weil dein Partner ja auch eine ganze Ladung unausgedrückter Gefühle mit sich herumschleppt. Diese werden durch die giftige Ladung deiner Emotionen aktiviert: Seine Emotionen, die unterschwellig und unausgedrückt in ihm schlummern, werden durch dich ausgelöst. Wenn beide Partner gleichzeitig emotional werden, kann das die Schleusen für eine sintflutartige Überschwemmung beleidigender Interaktionen öffnen, in Worten oder Taten, was die Situation schnell in einen wahren Albtraum verwandeln kann. Wenn ihr beide emotional seid, dann folgt den Goldenen Regeln und sagt beide: „Ich bin emotional." Trennt euch und begebt euch an verschiedene Plätze im Haus oder Garten. Werdet körperlich aktiv und verbrennt eure emotionale Ladung oder nehmt Kontakt zu euren unausgedrückten Gefühlen auf. So könnt ihr den Prozess zu einem befriedigenden liebevollen Ende bringen.

SZENE 3: DER EINE PARTNER WIRD EMOTIONAL, DER ANDERE NICHT

In dieser Szene ist der zweite Partner in der Lage, bei sich und präsent zu bleiben, unberührt von der emotionalen Welle, die ihm vom anderen entgegenschwappt. Er ist in der Lage, seine Energie zu halten und dabei liebevoll und unterstützend zu sein. Er erkennt, dass im ersten Partner Emotionen aktiv sind und lässt sich dadurch nicht beeinflussen. Er nimmt sein oder ihr Verhalten nicht persönlich und lässt sich bewusst nicht in die Emotionen des anderen hineinziehen. Wenn jemand bereits daran „gearbeitet“ hat, die eigenen unausgedrückten Gefühle zu entladen (den Emotionalkörper), dann kann es sein, dass in jenem Moment keine Emotionen vorhanden sind, die ausgelöst werden könnten.

DIE CHANCE EINE HEILENDE ERFAHRUNG ZU ERLEBEN

Wenn ein Partner zentriert und bewusst bleibt und nicht unbewusst in Emotionen hineinrutscht, dann kann das die Chance zu einer tief greifenden Heilung sein. Wenn keine emotionale Reaktion des Partners folgt, dann wird der emotionale Partner unerwartet und mit Macht auf sich selbst zurückgeworfen. In dieser aufwühlenden Situation öffnet sich eine Tür zur Heilung: Jetzt hat er die Möglichkeit, zu einer tieferen Schicht in seinem Innern vorzudringen, in der viele Gefühle vergraben liegen. Als Teil des Heilungsprozesses kann es passieren (muss aber nicht), dass eine klare Erinnerung, vielleicht ein klares Bild einer tatsächlichen Kindheitserfahrung mit einer anderen Person oder den Eltern auftaucht. Zum Beispiel das allererste Mal, als du dich in deiner Kindheit allein gelassen gefühlt hast und deine Ängste und Gefühle nicht zeigen konntest. Sich verlassen zu fühlen ist in Partnerschaften eine sehr verbreitete Emotion, und Verlassenheitsgefühle kommen als Thema in unserem Leben immer wieder vor. Nur wenn

die früheren Gefühle freigesetzt werden, die mit den ersten Erfahrungen des Verlassenwerdens zu tun haben, wird der Mensch frei von diesen emotionalen Phasen.
Wenn wir uns erlauben ganz spontan zum Ursprung der Verletzung zu gehen und Schmerz und Tränen fließen zu lassen, dann werden wir auf tiefer Ebene geheilt. Indem wir die Vergangenheit freisetzen, machen wir die Entdeckung, dass dieselbe Erinnerung, wenn sie das nächste Mal auftaucht, uns nicht mehr so im Griff hat – man hat mehr Distanz. Du hältst den alten Schmerz nicht weiter in deinem Innern fest, er wurde aus deinem System ausgeschieden und ist nicht mehr da, um in Form einer Emotion reaktiviert zu werden.

SZENE 4: DU MEINST, DEIN PARTNER SEI EMOTIONAL

Generell gilt die Regel: Sage deinem Partner niemals, er sei emotional! Halte dich aus den Angelegenheiten deines Partners heraus und kümmere dich um dich!

Wenn wir unserem Partner nicht sagen können, dass er emotional ist, wie können wir ihm dann helfen? Ganz tief in seinem Innern sehnt sich ein emotionaler Mensch nach Liebe, ganz gleich, wodurch der emotionale Ausbruch ausgelöst wurde. Und ganz gleich, mit wie vielen Schichten er sich gepanzert hat, um dich auf Abstand zu halten. Wenn wir emotional sind, geraten wir in einen Zustand von Angst, und Angst zeigt nur die Abwesenheit der Liebe an, wie in Kapitel 2 beschrieben.

In unseren Paar-Seminaren haben wir bestätigt bekommen, dass Angst die Abwesenheit von Liebe ist, wenn wir gefragt haben: „Wenn ihr emotional seid, wer von euch sehnt sich dann auf einer tieferen Ebene danach, geliebt zu werden?“ Da gehen die meisten Hände im Raum hoch – ein klares „Ja“. Das Tragische ist nur, dass wir im emotionalen Zustand nicht besonders liebenswert sind! Sobald wir unsere echten Gefühle zeigen, werden wir unschuldiger, kindlicher und sind viel leichter zu lieben.

BLEIBE LIEBEVOLL UND PRÄSENT

Die von so vielen bestätigte Wahrheit, dass ein emotionaler Mensch Liebe braucht, bedeutet, dass wir liebevoll zu ihm sein müssen! Die beste Medizin ist eine hohe Dosis Liebe. Einfach, sanft, leicht. Es mag sein, dass deine Liebe nicht sofort angenommen wird, aber wenn du geduldig, unvoreingenommen und liebevoll bleibst, dann ist Liebe eine unendlich heilsame Kraft. Reagiere nicht, wenn deine Liebe nicht angenommen wird. Wenn dein Partner anfangs deine Versuche zurückweist, wieder Verbindung aufzunehmen, achte darauf, dass du nicht selbst emotional wirst, weil deine Liebe abgewiesen wird! Es passiert in solchen Situationen leicht, dass du aufgrund deiner eigenen Verlassenheitswunden emotional wirst.

LASSE DICH VON DEINEM HERZEN LEITEN

Es gibt kein Patentrezept, wie man sich einem emotionalen Menschen nähert. Manchmal können Fragen wie „Kann ich etwas für dich tun?“ oder „Brauchst du irgendetwas?" verschlossene Türen öffnen, aber nicht immer. Aus dem Zusammenhang gerissen bleiben alle Vorschläge oder Formeln an der Oberfläche. Lass dich von deinem Instinkt und einem liebevollen Herzen leiten. Wenn du selbst in dieser Situation wärest, was könnte dich dann erreichen? Liebevolle fürsorgliche Berührungen können eine Brücke sein, um einen emotionalen Menschen zu erreichen. Manchmal ist Stille besser als Worte; sitze still neben ihm und lasse dich nach innen und in dein Herz fallen, umarme ihn mit deiner Gegenwart.

SZENE 5: NICHT DEIN PARTNER, SONDERN JEMAND ANDERES REAGIERT EMOTIONAL AUF DICH

Emotionen schieben sich zwischen alle Menschen, nicht nur zwischen Paare. Freunde, Verwandte, Geschwister, Angestellte, Kollegen, Chefs, Fremde – die Liste hat kein Ende. Praktisch gesehen ist es am einfachsten, zunächst einmal deine Emotionen mit dem Menschen zu transformieren, der dir am nächsten steht. Die Transformation kann Gegenstand eurer gemeinsamen Vision sein, die die Schwingung eurer Liebe erhöht. Ihr könnt bewusst miteinander experimentieren und den Goldenen Regeln folgen, um die Liebe Schritt für Schritt von Emotionen zu befreien, bis wieder Harmonie eingekehrt ist. Natürlich müsst ihr diese Schritte mehrmals machen, um herauszufinden, wie und dass sie funktionieren. Mit jedem anderen, egal ob er dir nah oder fern steht, wird es allerdings schwieriger sein, mit den Emotionen umzugehen, die er ausgelöst hat. Andere haben ja keine Ahnung, worüber du eigentlich redest, wenn du behauptest, du seiest emotional. Trotzdem sollte etwas getan werden, um die unbewussten Emotionskreisläufe, die unser Leben durchweben, zu unterbrechen. Sie ziehen einfach zu viel Unglück nach sich.

ZIEH DICH ZURÜCK

Wenn jemand emotional auf dich reagiert oder du auf ihn, dann ist es am besten, dich von ihm zurückzuziehen. Entferne dich so schnell wie möglich aus seiner Nähe. Lasse keine Diskussionen, Rechtfertigungen oder Argumente zu. Du machst einfach deutlich, dass du emotional bist und dass alles, was du im Moment sagen würdest, nicht unbedingt Gültigkeit hat. Deshalb musst du dringend ein wenig allein sein. Im Büro ist es vielleicht nicht möglich, dich körperlich auszutoben und auf diese Weise die Emotionen aufzulösen. Aber du kannst vielleicht um den Block rennen oder zur Toilette gehen und dich da schütteln und auf und ab springen. Wenn du nach Hause kommst, kannst du dich noch einmal körperlich austoben, wenn weiterhin Anspannung in deinem System steckt. Sprich mit der Person, um die es geht erst, wenn du dich nicht mehr emotional fühlst. Lass dir Zeit, um über deine Emotionen hinwegzukommen. Man kann nur hoffen, dass sich der andere auch beruhigt hat, wenn ihr euch dann wieder begegnet.

Konstruktive Kommunikation hat ohne Emotionen und unsere unbewussten Reaktionen eine wesentlich größere Chance, erfolgreich zu sein. Der Streit bleibt nur bestehen, wenn beide darin verwickelt sind. Wie sagt man so schön: Es gehören immer zwei dazu. Wenn du also deinen Emotionspegel ganz unten hältst, dann kannst du Schwierigkeiten wesentlich einfacher bewältigen und hast weniger Konflikte mit anderen Menschen.

ZUM KERN DER SACHE VORDRINGEN

An unseren „Making Love"-Seminaren nehmen auch Psychotherapeuten teil, und nachdem wir über das Thema Emotionen gesprochen haben, kommen einige fast bestürzt auf uns zu. Sie erzählen, dass sie jahrelang Psychologie studiert haben, um das zu verstehen, was wir in eineinhalb Stunden dargelegt haben. (Wir gehen mit allen Grundthemen auf diese einfache, unkomplizierte Weise um.) Andere meinen, dass diese revolutionäre Neuorientierung bezüglich der Emotionen zu einfach ist: Die Auflösung von Problemen sei zwangsläufig eine anstrengende schmerzhafte Arbeit. Der Verstand liebt weit hergeholte Lösungen, und etwas Einfaches und sofort Wirksames wird als ein wenig naiv abgetan. Aber die praktische

Anwendung führt zu verifizierbaren Daten: Liebe und Emotionen auseinander zu halten ist auf jeden Fall etwas, das man erlebt haben muss, um seine Vorteile genießen zu können. Über das Für und Wider des Ansatzes zu reden führt zu nichts. Wer sich darauf einlässt, Emotionen zu verstehen, der bewegt sich aus dem Kreislauf von Schwierigkeiten und Problemen heraus.

DAS INNERE KIND

Einige Leute schreiben die emotionalen Zustände, in die wir geraten, dem „inneren Kind" zu, dem durch Kindheitserlebnisse verwundeten und verletzten Kind. Wenn das innere Kind im Spiel ist – und in seinen Emotionen steckt, dann duldet man stillschweigend unbewusstes emotionales Verhalten. Man gibt dem inneren Kind diesen Raum, sich auszudrücken und die Fassung zu verlieren, weil Mami es nicht genug geliebt hat – damals, vor langer, langer Zeit. Die eigentliche Frage ist aber: Wie lange wollen wir an unserer Kindheit festhalten, an der Vergangenheit und dem ganzen damit verbundenen Schmerz? Wir müssen weitergehen und erwachsen werden, damit wir für uns selbst eine harmonische, liebevolle Umgebung schaffen können. Jahrelang haben wir es mit der „Inneren-Kind-Geschichte" zu tun gehabt, die sich stets von Neuem inszeniert, aber das Problem bleibt ungelöst. Solange wir dem inneren Kind freie Bahn lassen, lassen wir auch unseren unbewussten Emotionen freie Bahn. Das innere Kind (unsere Emotionen) wahrzunehmen ist ein wichtiger Schritt, wenn man erwachsen wird, aber dabei kann man es nicht belassen.

Das innere Kind muss anfangen Verantwortung für die Vergangenheit zu übernehmen, es muss die Emotionen, die sich damals angesammelt haben, auflösen und erkennen, wie die Wunden immer wieder die Gegenwart zerstören. Das Kind ist jetzt ein Erwachsener. Der nächste Schritt besteht darin, anzuerkennen, dass es da ist, und gleichzeitig aufzuhören, den Begriff und das Konzept vom inneren Kind zu benutzen, wenn es um unsere Emotionen geht. Sieh das Ganze als Vergangenheit und Gegenwart und bemühe dich, die Vergangenheit aus der Gegenwart herauszuhalten. Halte ganz bewusst Liebe und unbewusste Emotionen auseinander; deine unausgedrückten Gefühle sind dabei ein Nebenschauplatz. Wie wir bereits gesagt haben: Wenn man unmittelbar Verantwortung für seine Emotionen übernimmt, dann ist das ein Schritt zur Reife.

Tatsächlich sagen wir den Paaren in unseren Seminaren, dass das Wissen über Emotionen und Gefühle gefährlich ist, denn es bedeutet, dass sie ab da den Weg zum Glück kennen. Du kannst nicht mehr die anderen oder die Umstände dafür verantwortlich machen, stattdessen musst du mit der Vergangenheit und mit den unausgedrückten Gefühlen umgehen lernen. Wenn wir beginnen, mit Emotionen als Emotionen umzugehen, dann verbrennen sie nach und nach und unsere Identifikation mit ihnen nimmt immer mehr ab. Irgendwann merkst du, dass Situationen, die früher regelmäßig Emotionen in dir ausgelöst haben, auf einmal keinerlei Störung mehr verursachen. Du lächelst und gehst weiter – voller Liebe.

Wir müssen vom inneren Kind zu einem unschuldigen Kind werden: Dies ist ein liebenswertes, unwiderstehliches und bezauberndes Kind, und nicht emotional, fordernd, bedürftig oder anmaßend.

9. GEFÜHLE HIER UND JETZT AUSDRÜCKEN

DIE ALTEN GEFÜHLE ZU ERKENNEN und uns durch Emotionen hindurchzuarbeiten ist nur die halbe Lösung. Die andere Hälfte ist ebenso wichtig, nämlich: Gefühle in dem Augenblick auszudrücken, in dem sie aufkommen – im Hier und Jetzt! Wir müssen unsere Gefühle ausdrücken, um zu vermeiden, dass sich wieder Emotionen ansammeln, die uns früher oder später zum Verhängnis werden. Da wir in der Kindheit nicht ermutigt wurden, unsere Gefühle zu zeigen, müssen wir diese Kunst erst lernen. Wir brauchen den Mut, in uns hineinzuschauen, ehrlich zu sein und unsere verletzliche Seite zu zeigen, also unsere Schwächen und Unsicherheiten. Wenn Gefühle gleich im Zusammenhang mit der Situation ausgedrückt werden, dann wiegen sie weniger schwer und sind emotional weniger aufgeladen. Gefühle können so leicht, spielerisch und unbelastet ausgedrückt werden.

STEHE DAZU UND SAGE „ICH FÜHLE ..."

Denke daran: Gefühle sprechen über sich selbst, während Emotionen über den anderen sprechen. Achte darauf, deinem Partner keine Vorwürfe zu machen, indem du „Immer machst du ..." oder „Nie machst du ...", sagst. Beim Fühlen stehen wir zu dem, was wir fühlen, indem wir sagen: „Ich fühle ...“ Wenn wir Schuldzuweisungen beiseite lassen können, dann ist es leichter, mit unserer inneren Wahrheit in Verbindung zu treten.

DRÜCKE DICH DURCH WORTE UND ÜBER DEN KÖRPER AUS

Um unser Leben und die Liebe frei von Emotionen zu halten, müssen wir Gefühle mit Worten und mit dem Körper ausdrücken, und zwar sofort, wenn sie aufkommen. Oft reicht die verbale Kommunikation über das, was du fühlst, aus. Aber manchmal mag es nötig sein, den Körper zu bewegen. Es macht Spaß, den Impulsen des Körpers zu folgen, z. B. herumzuspringen. Nutze deinen Körper, um deine innersten Gefühle zu zeigen. Sitze nicht still und unterdrücke jeglichen Impuls, dich zu bewegen – im Gegenteil: bewege dich! Schleuse das Gefühl so schnell wie möglich durch den Körper hindurch. Halte keine Sekunde an deinen Gefühlen fest, es sei denn, du bist in einer hoffnungslos unpassenden Situation. Bewege dich mit deinem aufkommenden Gefühl und lasse es dir nicht von deinem Verstand ausreden. Lass die Tränen fließen, das Brüllen aufsteigen, springe auf und ab – tue schnell etwas!

ZEIGE DIE GEFÜHLE, SOBALD SIE AUFKOMMEN

Wenn wir in der Lage sind, Gefühle wie Wut, Trauer, Verzweiflung oder Frustration an der Wurzel zu packen, in dem Moment, in dem sie aufkommen, dann haben sie keine lange Überlebenschance – etwa acht Sekunden. Wut, die man in derselben Sekunde zu fassen bekommt, wenn sie aufflammt, kann sich in einem einzigen tiefen ausgedehnten Brüllen auflösen.

FESTE REGELN FÜR DEN AUSDRUCK VON WUT

Wenn du dich bewusst darin übst, Wut auszudrücken, dann gibt es ein paar feste Regeln, die unter keinen Umständen gebrochen werden dürfen: Wenn du Wut verspürst, richte sie nicht auf deinen Partner, auch nicht, wenn deine Emotionen dir oberflächlich betrachtet weismachen, dass alles seine Schuld sei. Berühre seinen Körper nicht und tue nichts, was seinen Körper verletzt – schau ihn nicht einmal an. Kehre ihm den Rücken zu und schau in die entgegengesetzte Richtung. Dann lasse ein tiefes Brüllen aus deinem Bauch aufsteigen.

DIE QUELLE ALLER WUT IST SEXUELLE FRUSTRATION

Barry Long, ein zeitgenössischer erleuchteter Experte auf dem Gebiet menschlicher Spiritualität und Sexualität, sagt, dass jegliche Wut ein Ergebnis sexueller Frustration ist. Unsere eigene Beobachtung während der vielen Jahre, in denen wir Sexualität untersucht und erforscht haben, bestätigt dies: Sexuelle Frustration löst unausgedrückte Wut bei Männern und Frauen aus. Und sexuelle Frustration gibt es deshalb, weil wir uns alle nach einer vollkommenen, glückseligen Vereinigung sehnen, aber nicht wissen, wie man Sex so benutzt, damit ein Kreislauf von Liebesenergie zwischen zwei Körpern entsteht.
Nach einem herkömmlichen Orgasmus, so berichten uns die meisten, haben sie kein tiefes Gefühl der Befriedigung

und Erfüllung. Die sexuelle Frustration und Enttäuschung sammelt sich im Laufe der Jahre an und lagert sich als potenzielle Emotion ab.* In vielen Lebenssituationen fühlen wir uns dann schnell provoziert und unsere Emotionen zeigen sich in Form von Ärger, Gereiztheit, Ungeduld oder Ruhelosigkeit. Wenn du schnell und oft wütend wirst, dann ist das ein Zeichen, dass du anfangen musst, bewusst deine ganze angesammelte unausgedrückte Wut auszudrücken.

GIB DEINER TRAUER AUSDRUCK, LASS DIE TRÄNEN FLIEßEN

Manchmal ist es möglich, Wut ins Gegenteil umzuwandeln, also in die darunterliegende Trauer. Traurigkeit, die aus der Tiefe kommt, ist kein endloses selbstmitleidiges Jammern, sondern ein tiefer, zu Herzen gehender Selbstausdruck. Die Tränen sind dann schnell ausgeweint und lassen dich erfrischt und vital zurück. Manchmal sind allerdings mehrere Stunden nötig, um dich von der Last der Tränen zu befreien – vielleicht mit dem Gefühl, dass du für die ganze Menschheit mitweinst. Wahrscheinlich musst du einige Male durch diesen Prozess hindurchgehen, bevor du das Gefühl hast, frei von Trauer und Kummer zu sein. Nach solchen Erlebnissen wirst du dich stets leichter, weiter, erfrischt fühlen, und stärker verbunden mit den Menschen um dich herum. Emotionen bringen Dunkelheit und Getrenntheit mit sich. Wenn du deine Gefühle ausdrückst, erschaffst du Licht und Liebe.

* eine ausführliche Erläuterung dazu in dem Buch „Zeit für Liebe“, Kap. 10

ZEIGE DEINE LIEBE, TEILE DEINE LIEBE

Die meisten Romane und Filme handeln vom Schmerz und der Tragödie der unerfüllten Liebe. Ganz selten gibt es Beiträge über erfüllte, positive Erfahrungen in der Liebe. Das Leben und die Liebe wären sehr viel schöner, wenn wir einander erzählen würden, wie sehr wir einander lieben, und uns nicht, aus der egoistischen Angst heraus, verletzt und bloßgestellt zu werden, zurückhielten. Jedes Mal, wenn du Liebe zeigst oder liebevoll bist, wird die Schwingung der Liebe gestärkt, sie dehnt sich aus und breitet sich über dein Leben. Du wirst ein liebevoller Mensch, statt unberechenbar emotional. Seine Gefühle nicht auszudrücken lässt sie sauer werden, auch solche der Liebe und Wertschätzung. Minuten oder auch Stunden später, nachdem du nicht mitgeteilt hast, was du fühlst, merkst du vielleicht, dass du dich ein wenig entfremdet oder bedrückt fühlst. Sag dem anderen, dass du ihn liebst, verschenke deine Liebe, halte sie nicht zurück. Liebe ist eine natürliche Eigenschaft, eine angeborene Eigenschaft, mir der wir auf die Welt kamen. Wir brauchen nichts anderes zu tun, als der Liebe einen Weg zu bahnen, den sie nehmen kann, hin zu allen Menschen, die wir auf unserem Lebensweg treffen, nicht nur zu denen, die uns am nächsten stehen. Wenn wir die Straße entlanggehen, dann sollten wir Liebe ins Universum ausstrahlen und uns nicht klein und eng halten aus Angst vor den anderen. Wenn wir Angst haben, dann verlieren wir die Verbindung mit unserer Essenz, die Liebe ist.

ACHTUNG: SELBSTMITLEID!

Wenn du dich, während du weinst, immer noch als Opfer deiner Situation fühlst – nach dem Motto „Ach, ich Arme/r!“, dann ist das ein Zeichen dafür, dass du grundsätzlich immer noch emotional und nicht wirklich zum Kern deiner unausgedrückten Gefühle vorgedrungen bist. Manchmal geht der Verstand eine traurige Geschichte immer wieder durch und jeder seiner Ausflüge in die schmerzliche Vergangenheit ist begleitet von Strömen von Tränen. Aber auf diese Art kommt es nicht unbedingt zu tiefer Reinigung und Heilung. Es passiert immer noch auf der Ebene der Emotionen. Ein sicheres Zeichen dafür ist, dass man sich hinterher weder erquickt noch in irgendeiner Weise besser fühlt, sondern nach stundenlangem Weinen nur geschwollene Augen hat und sich erschöpft fühlt. Wenn Tränen aus dem innersten Wesenskern aufsteigen, dann leuchten die Augen meist und die Verletzlichkeit verleiht einem eine sanft schimmernde Ausstrahlung.

WIE EMOTIONEN HÄUFIG ERLEBT WERDEN:

Als Ärger, Wut, Frustration, Ungeduld, Traurigkeit, Eifersucht, Sich-alleingelassen-Fühlen, mangelndes Selbstwertgefühl, Sich-als-Opfer-einer-Situation-Fühlen, als die Unfähigkeit Kritik oder Feedback zu ertragen oder die ständige Suche nach Bestätigung.

DER UMGANG MIT EIFERSUCHT

Eifersucht ist vielleicht die qualvollste Emotion und die, die uns am meisten schwächt, sowohl Männer als auch

Frauen – Frauen allerdings öfter als Männer. Eifersucht ist kein Ausdruck der Liebe für den anderen, wie wir so häufig annehmen. Eifersucht entsteht aus der Angst, jemanden zu verlieren. Bei der Eifersucht geht es darum, einen anderen Menschen besitzen und kontrollieren zu wollen und ihm nicht das Recht zuzugestehen, sein eigenes Leben zu leben. Eifersucht kommt vom Vergleichen, und besonders Frauen haben gelernt sich zu vergleichen: hinsichtlich Schönheit, Körperbau und sexueller Anziehungskraft. Vergleichen ist eine sinnlose Beschäftigung des Verstandes, denn jeder Mensch ist einzigartig und unvergleichlich. Wenn wir eifersüchtig sind, tun und sagen wir äußerst unbewusste Dinge, die negative Folgen haben können. Wenn du eifersüchtig bist, versuche rein physisch die toxische Eifersucht zu verbrennen, die dich in Besitz genommen hat. Sobald du wirklich verstanden hast, dass die Liebe in dir wohnt, beginnt die Eifersucht sich aufzulösen.

MEDITIEREN, UM EIFERSUCHT, WUT, TRAURIGKEIT, HASS UND BESITZERGREIFENDES DENKEN ZU TRANSFORMIEREN

> „Unterdrücke sie (die Gefühle) nicht, sondern drücke sie aus. Setze dich in dein Zimmer, schließe die Türen und richte deine ganze Aufmerksamkeit auf die Eifersucht. Beobachte sie, nimm sie wahr, schüre ihr Feuer. Lasse sie zu einer starken Flamme werden, in der du verbrennst, und schaue genau hin, worin sie besteht. Sage nicht gleich, dass sie hässlich sei,

denn wenn du die Vorstellung hast, dass sie hässlich sei, wirst du sie unterdrücken und nicht zulassen, dass sie sich dir vollständig zeigen kann.

Also, keine Urteile! Versuche einfach die existenziellen Auswirkungen der Eifersucht zu sehen, die existenzielle Tatsache. Ohne Interpretationen, ohne Ideologien. Lasse einfach die Eifersucht da sein und schaue sie dir an. Schaue ihr bis auf den Grund. Und dasselbe machst du mit der Wut, mit Traurigkeit, Hass, Besitzergreifen. Dann wirst du mit der Zeit erleben, dass du, wenn du dir die Dinge so gründlich anschaust, ein Gefühl von Transzendenz, von Darüberstehen bekommst – du bist nur Zeuge. Die Identifikation wird durchbrochen. Nur wenn du dich einer Sache in deinem Inneren stellst, wird die Identifizierung gebrochen.

Osho, Tao: The Pathless Path

JEMAND, MIT DEM DU JETZT ZUSAMMEN BIST, HAT DICH IN DER VERGANGENHEIT VERLETZT

Wenn du in einer Beziehung bist, dann geschieht es immer wieder einmal, dass dein Partner Monate oder Jahre zuvor unbewusst oder gegen deine Interessen gehandelt hat und du damals verletzt warst. Was kannst du tun, wenn heute etwas Ähnliches wie damals passiert und alle Emotionen vom ersten Mal über dich herfallen? In diesem Fall hilft es sehr, wenn du erkennst, dass es letztlich deine Emotionen sind, für die du den anderen nicht verantwortlich machen kannst. Wahr ist: Wenn du in der Vergangenheit deine Gefühle in Bezug auf den Vorfall ausgedrückt hättest, als er sich ereignete, dann würdest du jetzt keine emotionale Ladung mit dir herumschleppen. Die Fracht wäre längst abgeladen. Falls dann eine ähnliche Situation entsteht, gehst du frisch und unvorbelastet mit ihr um. Bei einem Emotionsstau wird die Ladung giftiger und massiver. Immer wenn Emotionen bewusst losgelassen werden, nimmt die Ladung ab und der innere Druck verringert sich. Deine Knöpfe verlieren ihre Empfindlichkeit und die Vergangenheit bleibt in der Vergangenheit, während du erreichbar wirst für den sich entfaltenden gegenwärtigen Augenblick.

EIN EMOTIONSFREIES LEBEN FÜR PAARE

Wenn man es wirklich will, ist es mit ein wenig Übung möglich, ein emotionsfreies Leben zu führen. Wir selbst würden sogar so weit gehen, zu sagen, dass ein emotionsfreies Leben höchst wünschenswert ist, eine Ausrichtung, die die Lebensqualität eines Menschen transformiert. Wir werden es nicht schaffen, mit allen Menschen in unserem Leben emotionsfrei zu bleiben, aber mit unserem Partner zusammen können wir auf jeden Fall ein Leben führen, das frei von Emotionen ist. Mit Freunden oder anderen Leuten tritt oft das Problem auf, dass sie die Dinge anders sehen als du. Sie haben nicht die gleiche Einstellung dazu und natürlich kannst du nicht einfach loslegen und von unbewussten emotionalen Zuständen erzählen. Viele Menschen verstehen nicht, warum sie so unglücklich sind, warum es so schwierig ist, die Liebe aufrechtzuerhalten, warum sie ständig in Konflikt geraten, warum

Freundschaften oft nur so kurz halten. Die Lösung für dieses Unglück liegt darin, den Emotionen den Platz zuzuweisen, der ihnen gebührt, und sie nicht anderen unterzuschieben. Und Verantwortung für deine eigene Vergangenheit zu übernehmen, wenn deine Emotionen in der Gegenwart von jemandem ausgelöst werden.

EMOTIONEN KÖNNEN SÜCHTIG MACHEN

Einigen von uns mag die Vorstellung eines Lebens ohne Emotionen recht ruhig und beschaulich vorkommen, vielleicht sogar langweilig und eintönig. Die emotionalen Höhen und Tiefen geben dem Leben seinen Sinn, und Leid, Selbstmitleid und Aufopferung sind Teil des Lebens. Wie bereits erwähnt kann man süchtig nach der Intensität von Emotionen werden, weil sie einen überwältigenden Zustand hervorrufen, den manche sehr mögen. Aber Überwältigtsein an sich hat keinerlei Wert, es sagt uns lediglich, dass wir eine emotionale Persönlichkeitsstruktur haben. Wenn die Emotionen den Fluss der Liebe nicht ständig unterbrechen, dann fließen Tage, Monate und Jahre ineinander in einem Gefühl von Zeitlosigkeit, und alles ist stets frisch und ganz einfach. Die Beziehung wird nicht durch eine Reihe von Dramen belastet, die Spuren hinterlassen, während wir weitergehen und so wieder Vergangenheit schaffen.

EMOTIONEN ERSCHAFFEN VERGANGENHEIT

Wenn wir auf unsere Beziehungen zurückschauen, dann erinnert sich unser negativer Verstand an eine Reihe von schwierigen emotionalen Augenblicken. Ohne dass es uns bewusst ist, schleppen wir sie mit jedem Schritt weiter mit. Wir sind voll von Groll, Ärger und Vorurteilen, wir verzeihen einander nicht, wir zeigen nicht, wenn wir uns verletzlich fühlen, weil wir Angst haben, verletzt zu werden, wir lassen unsere Liebe nicht fließen und knausern mit der Liebe wie Geizhälse.

In der inneren Welt gilt: Je mehr Liebe du gibst, desto mehr Liebe wirst du in deinem Leben bekommen. Emotionen erschaffen Karma, was wiederum die Zukunft beeinflussen kann. Wenn unsere Beziehungen frei von Emotionen sind und stattdessen voller Liebe, dann wird kein Karma aufgebaut. Wir kreieren nicht unbewusst Schwierigkeiten und Herausforderungen, die später auf uns zurückfallen und uns unglücklich machen.

LASS VORLIEBEN UND ABNEIGUNGEN LOS

Achte darauf, wie sich dein Fühlen verändert, je nachdem, ob du etwas magst oder ablehnst. Wenn du etwas magst, dann bist du glücklich und alles ist in Ordnung. Wenn du es nicht magst, dann regst du dich auf, weil es nicht so läuft, wie es dir passt. Wenn wir zu viele Dinge ablehnen, dann fühlen wir uns ein bisschen emotional und etwas unausgeglichen. Vorlieben und Abneigungen weisen darauf hin, dass wir uns mit etwas identifizieren. Was wir brauchen, ist ein unvoreingenommenes Bewusstsein – *choiceless awareness.* Wir müssen aufhören zu wählen und anfangen Situationen so, wie sie sind, akzeptieren, ohne uns mit den

Vorlieben zu identifizieren. Wenn wir Entspannung wollen, dann ist Akzeptanz der Weg dahin. Wenn wir etwas ablehnen, was Tatsache ist, dann erzeugen wir Konflikte und Anspannung. Je stärker die Identifikation, desto unglücklicher sind wir.

ERFAHRUNGSBERICHT EINER FRAU

Was auch toll ist an dem, was ihr sagt, ist der Unterschied zwischen Emotionen und Gefühlen. Wir arbeiten beide hart daran, den Mut aufzubringen, die eigenen Gefühle auszudrücken. Manchmal traue ich mich nicht, sie zu zeigen, um zu vermeiden, dass in einer Situation der Stresspegel noch steigt. Aber dann kommt mein Ärger über den Stress auf andere Weise zum Vorschein: durch Aggressivität. Es bringt also überhaupt nichts, wenn ich nicht sage, was ich fühle! Vom Kopf her weiß ich das, aber das kleine Mädchen in mir hat immer noch Angst, die Liebe zu verlieren, die sie so dringend braucht. Als wir euer Seminar das dritte Mal besucht haben, löste sich etwas in mir auf wunderschöne Weise auf. Ich bekam vor meiner Menstruation starke Schmerzen in meiner Vagina oder in der Gebärmutter – normalerweise hab ich das nicht. Ich musste meinen Mann wecken und ihn bitten, seinen Penis einzuführen und ihn dort still drin zu lassen. Ich hoffte, dass sich die Spannung durch die heilsame Kraft des Penis etwas legen würde, so wie wir es von euch gelernt hatten. Wir fingen an über den Schmerz zu sprechen und irgendwann sagte ich: „Ich trage diesen Schmerz mit Stolz." „Für wen?", fragte mein Partner und ich antwortete ohne zu

zögern: „Für meinen Vater natürlich." Mein Mann sagte: „Aber dein Vater nimmt dich nicht wahr, er interessiert sich nicht für dich und hält dich sowieso für verrückt!" Das stimmt. Ich verstand, dass das kleine Mädchen in mir immer noch alles tut, um Papas Liebe zu bekommen, da es, als es klein war, ihn mit ihrer großen Liebe nicht erreichen konnte.
Ich nahm also mein Kissen (das für das kleine Mädchen stand) in meine Arme und konnte endlich über all dies weinen. Die Tränen und meine Trauer wuschen meine tiefe Überzeugung weg, dass die Liebe eigentlich keine Chance hat (denn damals hatte sie keine gehabt). Dieser Glaube hatte dazu geführt, dass ich die Liebe, wann immer sie sich zeigte, auf eine subtile Weise demontiert habe: ein bisschen Kritik hier, ein bisschen Aggressivität da ... Anscheinend habe ich das gemacht, um die Enttäuschung meiner Kindheit, die so riesengroß gewesen war und mich so schrecklich einsam zurückgelassen hatte, nicht noch einmal zu erleben. Nachdem ich geweint und erkannt hatte, was es mir sagen wollte, legten sich meine Bauchschmerzen allmählich. Jetzt achte ich sorgfältig darauf, der Liebe eine echte Chance zu geben, besonders bei meinem Mann und den Kindern.

ERFAHRUNGSBERICHT EINER FRAU

Ich kam wieder in Kontakt mit meiner Wunde der Zurückweisung. Seit Tagen stecke ich da jetzt drin – in Schmerz und Panik und ohne einen Ausweg zu sehen. Es ist wie ein Zurückspulen der Zeit. Im Moment bin ich beim Alter von sechs bis elf Jahren angelangt und erkenne, wie sehr diese kleine Blume missbraucht worden ist. Ich habe Mitgefühl mit mir, meinem

Partner und all dem Unbewussten. Aus meiner Verletztheit heraus habe ich andere zurückgewiesen, besonders Männer. All das hatte mit Projektion zu tun, ich habe stundenlang geweint.

ERFAHRUNGSBERICHT EINER FRAU

Die Wunden scheinen alle im Herzen zu sein – alle haben zu tun mit dem Geben und Nehmen von Liebe. Wenn mich jemand zurückweist, dann verschließe ich mich und kann keine Liebe mehr annehmen, und gleichzeitig kann ich nicht glauben, dass meine Liebe einem Mann etwas bedeuten könnte.

ERFAHRUNGSBERICHT EINER FRAU

In diesem Prozess musste ich ziemlich bald meine Identifikation aufgeben, eine wahnsinnig verkorkste und verwundete Frau zu sein. Mich wieder und wieder aus den Emotionen zu befreien ist reine Freude!

10. SEX UND EMOTIONEN

SEX WIRD UNBEWUSST DAZU BENUTZT, Emotionen loszuwerden. Der wenige Sekunden dauernde Orgasmus, in dem die Energie sich in einem genussvollen Höhepunkt nach unten bewegt, hat unter anderem die Funktion, unsere emotionale Ladung abzubauen. Der Orgasmus verringert den Grad unserer emotionalen Anspannung, so wie das Ventil eines Dampfdrucktopfes, aus dem von Zeit zu Zeit Dampf entweicht.

MIT SEX BAUEN SICH EMOTIONEN AUF – MIT SEX WERDEN EMOTIONEN ABGEBAUT

In Kapitel 6, in dem es um die Quellen der Emotionen ging, haben wir Sex als einen Faktor genannt, der dazu beiträgt, dass sich Emotionen aufbauen. Daneben dient Sex auch dazu, Emotionen wieder abzubauen. Beim Sex laufen also normalerweise zwei Prozesse ab. Zum einen lagert sich durch das hohe Erregungsniveau Anspannung im System ab, was letztlich zu einem Anstieg der Emotionen führt. Zum anderen bauen wir während des Orgasmus auch Emotionen ab, die wir zuvor angesammelt haben. Natürlich bauen wir Emotionen nicht absichtlich auf und wieder ab, aber der emotionale Charakter gehört notwendigerweise zu der Art von Sex, den wir durch unsere sexuelle Konditionierung erlernt haben. Unsere gesamte sexuelle Konditionierung läuft unbewusst ab; wir sind uns dieses machtvollen Einflusses nicht bewusst, denn wir werden langsam, aber sicher durch die Normen unserer Gesellschaft geprägt und geformt. Als Erwachsene spiegelt sich das wider. Dies brachte Barry Long dazu, den Ausdruck vom „emotionalen Sex" zu prägen, womit er herkömmlichen Sex meinte.

Sowohl Männer als auch Frauen setzen Emotionen durch Sex frei, aber es stimmt mit ziemlicher Sicherheit, dass Männer dies in einem weit stärkeren Ausmaß tun als Frauen. Fakt ist, dass Männer wesentlich häufiger Ejakulationen haben als Frauen Orgasmen. Die meisten Männer ejakulieren unweigerlich jedes Mal, wenn sie Sex haben – eine hohe „Erfolgsquote", die Frauen bezüglich ihrer Orgasmen nicht vorweisen können.

MÄNNER HABEN GELERNT, KEINE GEFÜHLE ZU ZEIGEN

Vielleicht benutzen Männer Sex, um Emotionen abzubauen, weil sie gelernt haben, ihre Gefühle nicht zu zeigen – was ein hohes emotionales Stressniveau zur Folge hätte. Männer haben genauso Herz und Gefühle wie Frauen, trotzdem sieht man Tränen und Verletzlichkeit als Schwäche an, und einen Mann, der sie zeigt, hält man für unmännlich. Das Ergebnis ist, dass Männer gezwungen werden ihre Gefühle zu missachten und zu unterdrücken und ihren eigentlichen Bedürfnissen gegenüber unsensibel und gleichgültig zu sein.

EJAKULATION FÜHRT ZU EINER NEGATIVEN ART VON ENTSPANNUNG

Nach einer Ejakulation empfinden die meisten Männer eine Art von Entspannung, denn sie stoßen Samen aus (eine riesige Menge an Lebensenergie) sowie einen Teil ihrer angestauten Emotionen. Allerdings hat das Entspannungserlebnis, das Männer beschreiben, mit echter Entspannung wenig zu tun. Was Männer tatsächlich erleben, ist eine negative Entspannung, eine Art Ausgepumptsein. Sie empfinden es so, als wenn sie etwas, an dem sie schwer getragen haben, abwerfen konnten. Was durch Entspannung jedoch entstehen sollte, ist das Gefühl, gestärkt, belebt, ja, liebevoll zu sein. Es kommt nur selten vor, dass ein Mann von sich behaupten kann, sich nach einer Ejakulation erquickt und besonders verliebt zu fühlen. Stattdessen berichten viele, dass sie sich müde, ein bisschen leer und entfremdet fühlen und sich am liebsten umdrehen und schlafen möchten.

GEWOHNHEITSMÄSSIGE UNBEWUSSTE EJAKULATION VERSUS BEWUSSTE EJAKULATION

Es geht hier nicht darum, die Ejakulation an sich zu verdammen. Ejakulation ist zweifellos ein erstaunlicher und notwendiger biologischer Vorgang. Es geht nur um das Wie. Fakt ist, dass die meisten Männer gewohnheitsmäßig ejakulieren. Und wie bei allen langjährigen Gewohnheiten spiegelt sich hier eine Art Unbewusstheit. Vielleicht hat die männliche Rastlosigkeit, sein Trieb oder sein Verlangen nach Sex mehr mit dem Freisetzen von Emotionen zu tun als mit dem Sex an sich. So bildet sich zwischen Begehren und dem Freisetzen von Energie ein Teufelskreis. Dem ersehnten Höhepunkt folgt automatisch die Entladung von Energie. Der Einzelne kann sich immer weiter im Kreise drehen, ohne je einen inneren Zustand von Ganzheit und Erfüllung erlebt zu haben.

Wenn die Ejakulation keine Routine, sondern eine bewusste Entscheidung ist, dann folgt ihr keine Erschöpfung und es werden auch keine Emotionen abgeladen. Man bleibt vollkommen entspannt und präsent, während man diese Erfahrung macht – von Moment zu Moment und darüber hinaus. Danach hat man ein Gefühl von Weite und Lebendigkeit. Eine herkömmliche Ejakulation wird von Männern oft als Übermanntwerden durch eine unkontrollierbare und überwältigende Kraft beschrieben, auf die man keinen Einfluss hat.

FRAUEN ABSORBIEREN MÄNNLICHE EMOTIONEN

Mit der Ejakulation und/oder durch aggressiven Geschlechtsverkehr lagert der Mann, ohne es zu wissen, auch einen Teil seiner Emotionen in der Frau ab. Die negative Ladung wird automatisch auf die Frau übertragen, denn in der männlich-weiblichen Dynamik steht sie für „das Behältnis“, den rezeptiven absorbierenden Teil. Die Emotionen, die eine Frau beim Sex vom Mann übernimmt, erhöhen auch ihre eigene emotionale Ladung.

IN DER VAGINA ABGELAGERTE EMOTIONEN LÖSEN EJAKULATIONEN AUS

Die Frau kann durch sexuelle Stimulation (meist der Klitoris) Emotionen in Form eines abwärts gerichteten Stroms intensiver sexueller Erregung freisetzen. Diese Auslösung bringt den Mann dazu, urplötzlich zu ejakulieren, es sei denn er ist außerordentlich zentriert und präsent. Emotionen, die tief in der Vagina gelagert sind – ganz besonders um den Muttermund herum – werden durch starke Stimulation und Erregung in Bewegung gesetzt. Diese Energie, die nun „geladen" ist, zieht quasi eine Ejakulation aus dem Mann heraus. So mancher Mann kann es dann kaum glauben, wie schnell er gekommen ist. Einige haben es als eine Art Dunkelheit beschrieben, die sie in eine Richtung zieht, in die sie nicht gehen wollen, der sie machtlos ausgeliefert sind. Dieses Phänomen erklärt, warum es so oft vorkommt, dass der Mann bereits ejakuliert, bevor die Frau ihre Erregung aufgebaut hat, um zum Höhepunkt zu kommen.

WAHRE MÄNNLICHE AUTORITÄT IM SEX

Wahre männliche Autorität erlangt der Mann, indem er Liebe wichtiger nimmt als Sex und indem er nach und nach und ganz bewusst Emotionen aus dem Sexualleben verbannt. Um latente Emotionen zu verbrennen, betätigt er sich regelmäßig körperlich oder treibt intensiv Sport. Über die Jahrhunderte ist uns unser Körper fremd geworden, die meisten Menschen üben eine sitzende Tätigkeit aus und verausgaben sich selten körperlich. Die Zeiten, in denen wir täglich laufen, Wasser holen und Holz hacken mussten, gehören der Vergangenheit an. Mit den heutzutage üblichen körperlichen Bewegungen bräuchten wir lange, um auf natürlichem Wege unsere angestaute Anspannung zu verbrennen. Stattdessen führt diese Anspannung zu Rastlosigkeit und dazu, dass wir die Fähigkeit verlieren, uns zu entspannen und einfach im gegenwärtig sich entfaltenden Augenblick zu verbleiben. Zugegeben, es ist viel schwieriger, sich daran zu machen, bewusst Emotionen freizusetzen, als dies durch Sex zu tun, denn auf diese Weise kommt man auch noch zu einer höchst genussvollen Erfahrung – die allerdings süchtig macht. Dagegen wirkt Jogging nicht halb so verlockend!

Ein geringeres Stress- und Emotionsniveau versetzt den Mann in die Lage, im Sex präsenter zu bleiben, und steigert seine Fähigkeit, länger Liebe zu machen, sodass er bewusst entscheiden kann, wann und ob er ejakuliert, und es nicht plötzlich und unkontrolliert passiert. Indem er Verantwortung für seine Emotionen übernimmt und sie aus dem Sex heraushält, kann der Mann seine eigentliche männliche Kraft wieder entdecken. Es mag zunächst wie ein großer Verlust erscheinen, die „Belohnung“ beim Sex zu verlieren, nichtsdestotrotz ist es wirklich verantwortungsbewusstes männliches Handeln. Wer Verantwortung übernimmt, gewinnt eine neue innere Freiheit – die andere Seite der Medaille. Mit der Verantwortung gewinnt man die Freiheit, sich selbstbestimmt auszudrücken, statt gewohnheitsmäßig zu reagieren.

Statt ständig von Emotionen hin- und hergerissen zu sein, wirst du zu einem liebevollen Menschen. Du hebst dich aus dem unbewussten Kreislauf der Menschen heraus, einem Kreislauf, der von Generation zu Generation weitergegeben wird. Das Leben erhält eine völlig andere Qualität, wenn man die Genitalien für die Liebe benutzt und nicht mehr, um sich zu befriedigen und unbewusst Emotionen und Energie loszuwerden.

Wenn die Genitalien ausnahmslos der Liebe dienen, und nur ihr, – was tatsächlich ihre höhere Funktion ist – dann sind sie im wahrsten Sinn des Wortes Fortpflanzungsorgane – sie erzeugen Energie, sie laden nicht ab. Fortpflanzung ist die niedrigere Funktion der sexuellen Interaktion. Durch ein neues Verständnis der Genitalien, im Einklang mit der ihnen eigenen männlich-weiblichen Polarität, ist es möglich, der Liebe eine reale Form zu geben. Keine Zukunftsmusik, sondern im Hier und Jetzt und mit demjenigen, mit dem wir heute zusammen sind. Man lernt die Energie zu halten, sich mit ihr auszudehnen und sich in ihr aufzulösen. Mit dieser Verantwortung bekommen wir die großartige Chance, unsere sexuelle Begegnung frei zu bestimmen – uneingeschränkt und unabhängig von vergangenen Erlebnissen.

TANTRISCHER SEX VERRINGERT DEN GRAD UNSERER EMOTIONALITÄT

Wenn Mann und Frau bewusst Liebe machen, so wie es im Buch „Zeit für Liebe“ beschrieben wird, und anfangen emotionalen Sex zu vermeiden, dann ergibt sich auf Seiten der Frau eine sofortige und beeindruckende Veränderung in ihrer emotionalen Befindlichkeit. Sie selbst fühlt sich offener, liebevoller, geliebter, heiterer, zufriedener, und nicht mehr so empfindlich, nicht so leicht verletzt oder so, als würde ihr ständig Unrecht geschehen (unterschwellig emotional). Statt an ihrem Mann herumzunörgeln, zu klagen und ständig etwas an ihm auszusetzen, fühlt sie sich liebevoll und geliebt. Die Frauen in unseren Seminaren haben berichtet, dass sich ihr inneres Erleben innerhalb von zwei, drei Tagen, nachdem sie die Art Liebe zu machen verändert haben, auf diese Weise gewandelt hat. Auch Männer berichten von einer radikalen Veränderung ihres emotionalen Zustands, sie sind weniger gereizt, weniger ruhelos und weniger aggressiv. Sie fühlen sich zentriert, in ihrem Körper mehr zuhause, präsent und bewusst, entspannter und liebevoller.

UNBEWUSSTE EMOTIONEN FÜHREN ZU SEXUELLEM MISSBRAUCH

Sexueller Austausch in der Reinform – frei von Emotionen und Erregung – ist eine uneingeschränkt positive heilsame Kraft, die sich im Körper nach oben bewegt. Vielen ist es ein Rätsel, warum Sex so gut oder so schlecht sein kann, so wunderschön oder so scheußlich. Wie ist es möglich, dass das Zusammenwirken genau derselben Elemente (der Genitalien) so unterschiedliche Ausdrucksformen haben kann? Sex ist wie ein Kaleidoskop, bei dem jede Drehung völlig verschiedene Formen und Muster entstehen lässt, nur sind beim Sex nicht alle Ansichten gleichermaßen schön. Unserem Verständnis nach ist unbewusste, nicht wahrgenommene Emotionalität verantwortlich für jegliche Art von sexuellem Missbrauch, sexueller Aggression und sexueller Gewalt. Die Anspannung unterdrückter Gefühle kann zu einem hohen Grad an Begehren führen, dem dringenden Verlangen nach sexueller Anregung und Erregung. Intensive sexuelle Stimulation wiederum kann den Emotionalkörper anregen sich Ausdruck zu verschaffen, und das kann schnell destruktiv werden. Die Auswüchse der Sexualität und der Missbrauch im Sex sind eine Begleiterscheinung unbewusster, unterschwelliger emotionaler Anspannung. Emotionalität ist unbewusst und sie führt zu Unbewusstheit beim Sex und mit dem Sex. All die traurigen, negativen und zerstörerischen Aspekte, die wir im Zusammenhang mit Sex kennen, sind Emotionen, die unbewusst über den Sex freigesetzt werden.

11. KINDER UND EMOTIONEN

HALTE DEINE EMOTIONEN VON DEN KINDERN FERN

Eltern sollten ihre Emotionen den Kindern vom Leibe halten. Es ist die schlechteste Ausbildung, die ihr ihnen mitgeben könnt. Streitet euch nicht in ihrer Gegenwart, egal was ihr gerade tut – Autofahren, Essen … Wenn möglich, löst die Emotionen vorher und tragt eure emotionsgeladenen Konfrontationen auf keinen Fall vor ihnen aus! Falls es nicht möglich ist, den emotionalen Zustand zu klären, bevor du deinen Kindern begegnest, achte minutiös darauf, dass du deine Emotionen nicht durch das, was du sagst, auf sie ablädst, zum Beispiel indem du dich gereizt oder ungeduldig zeigst.

DIE ABWESENHEIT VON LIEBE ERZEUGT ANGST

Für ein Kind ist die Liebe wesentliche Nahrung, sie ist genauso wichtig wie die tatsächliche Nahrung. Wenn die Schwingungen zwischen den Eltern von negativer toxischer Emotionalität bestimmt sind, statt von einer Atmosphäre der Liebe, dann wird das Kind sich voller Angst in sich zusammenziehen. Es erlebt sein Zuhause als einen gefährlichen Ort, und dadurch entsteht eine innere Anspannung. So verliert das Kind die Verbindung zu seinem inneren Wesen; es entwickelt Abwehrmechanismen, um sich zu schützen, und gewisse Strategien, um Liebe zu bekommen oder die Liebe zu testen. Wenn es das tut, wird es normalerweise seine wahren Gefühle unterdrücken, sich mustergültig benehmen und es anderen recht machen, um zu überleben – statt spontan und voller Freude zu leben. Das Ergebnis ist oft ein Kind, das ständig Aufmerksamkeit und Zeit fordert und häufig unglücklich ist. Und wenn das Kind dann heranwächst, wird es zu einem emotionalen Menschen.

KINDER AHMEN DIE EMOTIONEN DER ELTERN NACH

Viele von uns sind als Erwachsene emotional, weil wir als Kinder erlebt haben, wie unsere Eltern emotional waren. Wir ahmen unsere Eltern nach, genauso wie Kinder dazu neigen, nachzuahmen, wie Vater oder Mutter stehen, sprechen oder gehen.

Ein Beispiel: Vor einiger Zeit waren wir die einzigen Kunden in einem kleinen italienischen Supermarkt und wir erhielten durch einen kleinen Jungen eine Vorführung emotionalen Verhaltens aus erster Hand. Es war vollkommen offensichtlich, dass er jemanden nachahmte. Seine Mutter bediente uns, als er hereinkam und es einen kleinen Schlagabtausch zwischen ihnen gab. Auf einmal wandte sich der Junge, der nicht älter als acht oder neun Jahre alt war, gegen seine Mutter und begann eine ganze Weile lang wild gestikulierend auf sie einzuschreien, ohne jede Achtung und Liebe. Zunächst starrte die Mutter ihn schockiert an, darauf versuchte sie, ihn zu unterbrechen, gab dann aber schnell auf. Sie ließ entmutigt und beschämt den Kopf hängen und schnitt unseren Käse zu Ende. Für uns war es vollkommen offensichtlich, und ohne Zweifel auch für sie, dass ihr Sohn sich genauso wie ihr Ehemann verhielt. Der Sohn hatte viele Male zugesehen, wie der Vater beleidigend mit seiner Mutter sprach, und ahmte ihn nun nach. Ohne dass dies beabsichtigt war, hatte der Sohn von seinem Vater gelernt, wie man mit seiner Mutter und letztlich allen Frauen zu sprechen hat. Kein Kind in einem so zarten Alter würde jemals auf diese Art mit seiner Mutter sprechen, die für Trost, Liebe und Überleben sorgt, es sei denn, es wäre Zeuge eines solchen Verhaltens geworden.

EMOTIONEN WERDEN ÜBER GENERATIONEN WEITERGEREICHT

Die Emotionalität, die wir von unseren Eltern übernehmen, reichen wir unbewusst an die nächste Generation weiter. Ein Kind, das ständig das negative Verhalten eines Elternteils miterlebt, ist davon sein ganzes Leben lang geprägt. Alle seine Beziehungen, besonders die engen, werden instabil sein. In unseren Seminaren kommen Paare zu uns und erzählen, wie traurig sie sind, weil sie nun sehen, wie unbewusst sie mit ihren eigenen ungelösten inneren Gefühlen umgegangen sind und wie viele Emotionen sie unbewusst bei ihren Kindern abgeladen haben. Wir alle wachsen mit dem Gefühl auf, dass die emotionale Kommunikation, die in unserem Umfeld gelebt wird, normal ist.

KINDER REAGIEREN POSITIV AUF WENIGER EMOTIONALITÄT

Was Emotionen angeht, ist es aber nie zu spät, die Situation wieder ins Gleichgewicht zu bringen. Viele Eltern haben uns berichtet, dass das Niveau an Harmonie und Liebe in der Familie steigt, sobald sie selbst anfangen, mehr Verantwortung für ihre Emotionen zu übernehmen. Kinder merken sofort, wenn sich die Anspannung und emotionale Ladung zwischen den Eltern verringert. Kinder sind unendlich sensibel und können die Entspannung und Liebe der Eltern erfassen, und mit der Entspannung der Eltern entspannen auch sie sich. Die Paare, die unser Seminar besucht haben, sind auch dadurch im Vorteil, dass sie häufiger Liebe machen, nicht nur hin und wieder einmal. Sie stellen fest, dass sie die familiäre Atmosphäre durch das Liebemachen verbessern. Wenn zwischen ihnen die Liebe erblüht, dann überschütten sie auch die Kinder mit ihrer Liebe und Zufriedenheit. Die Liebe fließt über ins übrige Leben.

DIE KINDHEITSGEFÜHLE DER VERLASSENHEIT

Ein weit verbreitetes Problem, das die meisten von der Kindheit bis ins Alter mit sich herumschleppen, ist die schmerzliche Wunde der Verlassenheit, wie bereits in früheren Kapiteln angesprochen. Irgendwann in unseren ersten sieben Lebensjahren haben wir das Gefühl gehabt, dass unsere Eltern uns allein gelassen oder vergessen hätten, uns nicht liebten und nie wieder zurück nach Hause kommen würden. Selbst wenn sie täglich mit drei Mahlzeiten und einem sicheren Dach über dem Kopf rechnen können, haben die meisten Kinder das Gefühl, dass die Eltern nicht genug Zeit für sie haben und sie nicht wirklich lieben. Sie wurden oft allein gelassen oder zu anderen Leuten gegeben, die auf sie aufpassen sollten. Dieses subjektive Erleben (das, weil es so erlebt wurde, hundert Prozent real ist), macht aus uns allen zurückgewiesene verletzte Wesen, die an ihrem Schmerz aus der Vergangenheit tragen.

Wenn man fünfzig Menschen fragt, ob sie sich angenommen und wirklich von ihren Eltern geliebt gefühlt haben, verneinen 99 Prozent die Frage. Wir stellen diese Frage in unseren Seminaren regelmäßig, und es kommt nicht häufig vor, dass jemand sagt, er sei willkommen gewesen und habe sich von seinen Eltern wirklich geliebt gefühlt. Es kommt ganz selten vor, dass ein Kind bewusst und voll klarer Absicht gezeugt wird. Die unausgedrückten Gefühle im Zusammenhang mit Verlassenheit und Zurückweisung werden uns unser ganzes Leben lang behindern. Wir fühlen uns aus den nichtigsten Gründen verlassen, und dieses Gefühl wird sich auch bei einem Partnerwechsel nicht ändern. Das Gefühl, allein gelassen zu werden, wird immer wieder aufkommen – solange bis wir die ursprünglichen Schmerzen der Kindheit ausdrücken.

ERFAHRUNGSBERICHT EINER FRAU

Dass man Liebe und Emotionen auseinander halten sollte, hat mir in den letzten Jahren enorm geholfen. Ich liebe meine Kinder von ganzem Herzen. Ich erinnere mich aber gut daran,

wie mir trotzdem immer wieder die Nerven durchgingen und ich sie ziemlich heftig angeschrieen habe. Hinterher tat es mir dann furchtbar leid.
Je mehr mein Mann und ich ins tantrische Liebemachen eingetaucht sind, desto seltener ist das noch vorgekommen. Heute kann ich mich gar nicht mehr daran erinnern, wann es das letzte Mal vorgekommen ist. Ich glaube, dass das Schreien eine Entladung von Frust und angestauten Emotionen war, die gar nichts mit den Kindern zu tun hatten, sich aber dort entladen haben, weil Kinder so direkt sind.
Es fällt mir auf, dass mein Bedürfnis meinen Mann verändern zu wollen und ihn zu kritisieren in direktem Zusammenhang damit steht, ob wir in dieser „Making-Love" Atmosphäre zusammen sind oder nicht. Es ist, als ob wir während des Liebemachens in einen anderen Zustand eintauchen der auch danach noch für einige Zeit bestehen bleibt. Ein Zustand, in dem ich ihn einfach liebe mit allem, was zu ihm gehört. Es ist wie ein Aussteigen aus der Polarität und dem Bedürfnis zu werten. Es hat sicher auch damit zu tun, dass ich mich darin selbst liebe und geliebt fühle mit allem, was zu mir gehört.

Im Folgenden ein besonders trauriges Beispiel für die zerstörerische Kraft unbewusster Emotionen, aus dem Buch „Die vier Versprechen“ von Don Miguel Ruiz:

„ ... Es gab eine Frau, die intelligent war und ein sehr gutes Herz besaß. Sie hatte eine kleine Tochter, die sie liebte und vergötterte. Eines Tages kam sie nach einem anstrengenden Arbeitstag müde, emotional angespannt und mit schlimmen

Kopfschmerzen nach Hause. Sie wollte nur noch Ruhe haben, aber ihre Tochter sang laut vor sich hin und hüpfte glücklich in der Wohnung herum. Die Tochter war sich der Gefühle ihrer Mutter nicht bewusst. Sie befand sich in ihrer eigenen Welt, in ihrem eigenen Traum. Sie fühlte sich so wohl, und sie hüpfte immer wilder und sie sang immer lauter, ihrer Freude und Liebe am Leben Ausdruck verleihend. Sie sang so laut, dass die Kopfschmerzen ihrer Mutter noch schlimmer wurden, und dann kam der Moment, wo die Mutter die Kontrolle verlor. Wütend blitzte sie ihr kleines Mädchen an und sagte: „Sei still! Du hast eine hässliche Stimme. Kannst du nicht einfach still sein?!"

Die Wahrheit ist, dass die Mutter keinerlei Toleranz mehr für jegliche Art von Geräusch hatte; mit der Stimme des kleinen Mädchens, die gar nicht hässlich war, hatte ihr Ausbruch nichts zu tun. Doch die Tochter glaubte, was ihre Mutter sagte, und in diesem Augenblick gab sie sich ein Versprechen. Danach sang sie nie mehr, weil sie davon überzeugt war, eine hässliche Stimme zu haben, die jeden stören würde, der sie hört. Sie wurde scheu, und wenn sie in der Schule gebeten wurde zu singen, lehnte sie ab. Selbst das Reden mit anderen fiel ihr zusehends schwerer. Alles im Leben des kleinen Mädchens veränderte sich aufgrund dieses Versprechens: Sie glaubte, ihre Emotionen unterdrücken zu müssen, um akzeptiert und geliebt zu werden.

Wann immer wir eine Meinung hören und sie glauben, treffen wir eine Vereinbarung mit uns selbst, die dann Teil unseres Glaubenssystems wird: Das kleine Mädchchen wuchs heran, und obwohl sie eine wunderschöne Stimme hatte, sang sie nie wieder. Sie entwickelte einen tief gehenden Komplex wegen einer einzigen Aussage, die von der Person ausgesprochen worden war, die sie am meisten liebte."

aus: Don Miguel Ruiz, Die vier Versprechen

12. DIE KUNST, MITEINANDER ZU REDEN UND SICH AUFEINANDER ZU BEZIEHEN

IN UNSER LEBEN KANN BEWEGUNG KOMMEN, wenn wir feststellen, dass wir etwas verändern können. Wir sind nicht mehr hilflos Situationen ausgeliefert, wenn wir uns unangemessen verhalten oder andere verletzt haben. Wir können jetzt etwas dagegen tun. Dazu braucht man Selbst-Bewusstheit: mitzukriegen, was man empfindet und wie diese Empfindungen einen gerade beeinflussen. Je klarer unsere Empfindungen (die Beziehung zu unserem Körper im Hier und Jetzt), desto bewusster können wir sehen, welche Wirkung sie im Augenblick auf uns haben. Je klarer unsere Empfindungen, desto klarer können sie uns informieren, was tatsächlich los ist, statt uns aus der Vergangenheit handeln zu lassen, in der unsere Emotionen vergraben liegen.

Einige der Vorschläge, die nun folgen, haben wir bereits erwähnt. Wir wiederholen sie, um ihre Bedeutung zu unterstreichen.

1. DIE ABSICHT HINTER DEN WORTEN

Sei dir bewusst, was dir über die Lippen kommt. Frage dich: „Warum sage ich das?“, „Was sage ich?“, „Wie sage

ich es?“ Denke nach, bevor du sprichst. Ergründe die Absicht, die hinter deinen Worten steht: Verwende ich diese Worte, um zu verletzen oder mich zu rächen? Was sage ich? Geht es mich etwas an? Hat es einen Bezug zum Jetzt? Oder kommt es aus der Vergangenheit? Was will ich wirklich sagen? Lade ich meine Emotionen durch die Hintertür auf den anderen ab – durch die Art, wie ich etwas sage? Sind meine Worte aufgeladen mit Emotionen oder kommen sie aus meinem Herzen?
Vermeide um jeden Preis emotionale Giftpfeile oder stichelnde Kommentare, die provozieren wollen; die Negativität steckt den anderen schnell an und er reagiert darauf – das kann dann in einem emotionalen Drama enden. Auch wenn es dich vielleicht ein wenig erleichtert, einen kleinen Teil deiner Emotionalität abladen zu können, so geschieht es doch auf Kosten des anderen. Wenn du merkst, dass du durch emotionales Sticheln deine Emotionen auf deinen Partner lädst, übernimm sofort die Verantwortung dafür, indem du dich dazu bekennst.

2. NIMM DEINEN PARTNER SO, WIE ER IST

Entweder du liebst ihn so, wie er ist oder nicht. Versuche nicht, ihn zu verändern, damit er deinen Vorstellungen vom idealen Menschen entspricht. Nur wenn du den anderen annimmst, kannst du dich entspannen und deine Liebe lebendig halten. Wenn wir an jemand anderem etwas ablehnen, lehnen wir es in Wirklichkeit auch an uns selbst ab. Jegliche Ablehnung und jedes Nicht-Akzeptieren erzeugt Anspannung. Indem wir Nein sagen, werden wir angespannt und emotional, indem wir Ja sagen, können wir uns entspannen und das Leben genießen.

3. HÖRT UND SPRECHT MITEINANDER AUS DEM HERZEN, NICHT AUS DEM KOPF

Höre, was dein Partner dir mitzuteilen versucht. Widersprich nicht gleich, rechtfertige und verteidige dich nicht, sondern höre erst einmal zu. Zuhören ist eine seltene Kunst. Interessiere dich dafür, wer er ist, ermutige ihn, sich weiter zu öffnen und noch mehr mitzuteilen. Die meisten Menschen sind so sehr mit sich selbst beschäftigt, dass sie nicht in der Lage sind, zuzuhören.

4. ZEIGE, WAS DU BRAUCHST; BITTE UM DAS, WAS DU MÖCHTEST

Erwarte nicht von deinem Partner, dass er errät, was du möchtest oder brauchst. Wir alle haben eine größere Chance das zu bekommen, was wir wollen, wenn wir darum bitten. Den meisten von uns fällt es selbst in kleinen Dingen unglaublich schwer, um das zu bitten, was sie möchten, weil sie nicht ihre Verletzlichkeit zeigen wollen. Unser Stolz und das Ego hindern uns, Schwäche und Unsicherheit zu zeigen.

5. SPRICH ÜBER DICH UND NICHT ÜBER DEN ANDEREN

Wenn du über den anderen sprichst, frage dich: „Ist dies meine Angelegenheit oder seine?“ Je mehr du bei deinen eigenen Angelegenheiten bleiben kannst, desto leichter ist es, miteinander glücklich zu sein. Vermeide Ausdrücke wie „Ich hab das Gefühl, dass du …" oder „Immer machst du …" oder „Nie machst du …"

6. ZEIGE, WAS DU FÜHLST

Hab keine Angst, dass der andere dich zurückweist, weil du deine wahren Gefühle ausdrückst und ehrlich bist. Wenn Gefühle genau so wie sie sind ausgedrückt werden, dann sprichst du das Herz des anderen unmittelbar an. Es ist wahrscheinlicher, dass er berührt ist und sich öffnet, als dass er sich verschließt. Und du selbst wirst dich viel besser fühlen. Zu sagen, was du fühlst, lohnt also das Risiko.

7. SPRICH AUS DEM JETZT HERAUS

Sprich darüber, was du in deinem Körper, in deinem Herzen, in deiner Seele fühlst, und nicht, worüber dein Verstand gerade nachdenkt. Die meisten von uns verlieren sich in ihren Gedanken und beziehen sich selten ganz genau auf diesen Augenblick. Wenn wir von der Gegenwart sprechen, dann sprechen wir automatisch über den Körper und unsere Gefühle.

8. LASSE DIE VERGANGENHEIT RUHEN

Vermeide es, vergangene Geschichten oder Schwierigkeiten, die hinter dir liegen, immer wieder aufzuwärmen. Was vorbei ist, ist vorbei. Emotionen bringen dich dazu, dein Unglück stets hinter dir her in die Gegenwart zu ziehen. Deshalb drücke unausgedrückte Gefühle aus, damit dein System von ihrer Ladung befreit wird. Sprich nicht über deine früheren Partner, das führt zum Vergleichen und zur Eifersucht, und das zieht wieder Emotionalität nach sich. Sprich nur dann über einen ehemaligen Partner, wenn du dich in konstruktiver Weise auf eine Einsicht über die vergangene Partnerschaft beziehst.

9. ENTWICKLE SINN FÜR HUMOR

Humor ist die Fähigkeit, über sich selbst zu lachen und sich nicht so ernst zu nehmen. Humor macht deutlich, dass jemand nur wenig identifiziert mit sich ist. Stattdessen kann er eine Aussage so abwandeln, dass er selbst derjenige ist, über den man lacht. Humorvolle Menschen lachen nicht über andere, sondern mit anderen. Je mehr Abstand du zu dir selbst hast, desto humorvoller bist du. Wer emotional ist, ist normalerweise humorlos. Er reagiert empfindlich auf jede Kleinigkeit. Er wird bei jeder Kleinigkeit, die gesagt und getan wurde, hochgehen und wird auf Menschen reagieren statt zu antworten. Humorlosigkeit ist ein weiteres Symptom für Emotionen.

10. NIMM NICHTS PERSÖNLICH

Jeder Mensch lebt in seiner eigenen Welt und hat seine eigenen Probleme. Mit dir hat das nichts zu tun. Hieran gilt es insbesonders dann zu denken, wenn dein Partner emotional wird. Egal, welch verletzende Dinge er dir an den Kopf wirft, in seinem innersten Herzen meint er nichts davon! Nimm es nicht persönlich. Denke daran, emotionale Aussagen sind giftig – achte darauf, dass du dich von der Emotion des anderen nicht anstecken lässt.

11. ERWARTE VOM ANDEREN NICHT, DASS ER ALL DEINE ERWARTUNGEN ERFÜLLT

Wenn du beispielsweise gerne Massagen bekommst, dein Partner aber nicht gerne Massagen gibt, dann suche dir einen Masseur – statt an ihm herumzumäkeln und dich über seine Mängel zu beschweren.

12. SAGE NIEMALS ZU DEINEM PARTNER, ER SEI EMOTIONAL

Es sei denn, ihr habt euch darauf geeinigt, euch gegenseitig auf eure Emotionen aufmerksam zu machen. Wie bereits mehrfach erwähnt: Es ist leichter, die Emotionen des Partners zu erkennen als die eigenen. Grundsätzlich gilt: Sage deinem Partner nie, er sei emotional. Deinem Partner zu sagen, er sei emotional, heißt, du bist indirekt emotional. Halte dich aus den Angelegenheiten deines Partners heraus und kümmere dich um deine eigenen.

13. HALTET PRIVATES UND BERUFLICHES AUSEINANDER

Wenn ihr tagsüber zusammenarbeitet, schleppt eure Arbeit nicht mit nach Hause. Haltet das Geschäftliche aus eurer privaten Zeit miteinander heraus. Wenn ihr etwas Wichtiges zu besprechen habt, verabredet einen besonderen Termin, um das zu tun. Und wenn so ein Treffen zu Ende ist, dann hört auf, über geschäftliche Probleme oder Ereignisse zu reden. Etwas zu besprechen, das sich nicht in dem Augenblick abspielt, in dem ihr zusammen seid, verhindert, dass ihr euch wirklich begegnet.

14. REDET NICHT STÄNDIG ÜBER DIE KINDER

Eltern unterhalten sich ständig über die Kinder, was sie gesagt haben, was sie getan haben ... Sie nehmen sich oft zu wenig Zeit, um über Persönliches miteinander zu sprechen. Unterhaltet euch über euch, statt über die Kinder. Kinder profitieren enorm davon, wenn ihre häusliche Umgebung liebevoll und entspannt ist. Deshalb ist es wichtig, sich selbst in den Mittelpunkt zu stellen.

15. KOMMUNIZIERT IN STILLE MITEINANDER

Gewöhnt euch daran, in Stille zusammen zu sein, fangt an, die jeweilige Eigenart der Stille zu erfassen: die Tiefe der Stille, den Klang der Stille, die Musik der Stille. Betrachte die Stille als kostbare Möglichkeit, wie dein Wesen und deine innere Welt mit dem Wesen und der inneren Welt des anderen in Verbindung treten kann. Viele Paare füllen Gesprächspausen, indem sie sich über belanglose Dinge unterhalten, und verlieren so ihre Verbindung mit der Gegenwart und mit ihrer Liebe.

16. GEHT NICHT SCHLAFEN, WENN IHR NOCH EMOTIONAL SEID

Wenn irgend möglich, bereinigt eine Auseinandersetzung bevor ihr schlafen geht. Ungelöste Emotionen können dir eine unruhige Nacht bescheren und am Morgen wachst du dann gerädert und noch emotionaler auf.

17. TRATSCHT NICHT ÜBER ANDERE

Beim Tratschen werden Emotionen auf sehr subtile Art

freigesetzt. Tratsch ist gewöhnlich voller Gift und nicht voller Liebe. Meide ihn.

18. ZEIGT EURE GEFÜHLE DURCH BERÜHRUNGEN

Durch Berührung können wir unsere Liebe sprechen lassen. Hände sind die Verlängerung des Herzens. Verlasst euch nicht allein auf Worte, um eure Liebe am Leben zu erhalten, verbringt Zeit miteinander – in Stille und bewusstem Sein. Oft ist es schwierig, einen emotionalen Menschen zu berühren. Er ist überempfindlich und beschwert sich, dass es wehtut, wie du ihn berührst, auch wenn deine Berührung ganz zart sein mag. Unausgedrückte Gefühle/Emotionen, die im Körper aufgestaut sind, werden oft als körperliche Schmerzen wahrgenommen. Jemandem, der depressiv oder unterschwellig emotional ist, tut Massage und Berührung gut, weil der Körper sich mit der Gegenwart verbindet.

19. MACHT NICHT LIEBE, WENN IHR EMOTIONAL SEID

Wenn du in deine Emotionen verwickelt bist, dann ist es klüger, nicht Liebe zu machen. Eine Nebenerscheinung der Emotionen ist, dass sie sexuelle Erregung hervorrufen können. Das treibt dich dann dazu, den Sex mit einer konventionellen Energieentladung zu beenden, wodurch du unbewusst noch mehr Anspannung erzeugst. Wenn Emotionen Erregung auslösen, dann ist die Herausforderung groß, präsent und bewusst zu bleiben, so wie es tantrischer Sex erfordert. Durch emotionalen Sex aber lädst du dein System mit mehr Spannung auf und ohne es zu merken, legst du bereits die Saat für den nächsten Streit. „Vögeln und Streiten“ kann zu einem Teufelskreis werden, in dem ein kleinwenig Glück abgelöst wird von einer schmerzhaften Phase des Unglücklichseins und der Unsicherheit. Das ist auf Dauer deprimierend. Ein Mensch kann so das Vertrauen in die Liebe und das Interesse an der Liebe verlieren und ein Singleleben für die angenehmere Variante halten.

13. ERFAHRUNGSBERICHTE

VIELE IN DIESEM BUCH BESPROCHENEN Themen werden durch persönliche Erfahrungsberichte von Paaren, die an unserem Seminar „Making Love“ teilgenommen haben, eindrucksvoll veranschaulicht.

ERFAHRUNGSBERICHT EINES PAARES

Die Frau:
Die bewusste Unterscheidung zwischen Gefühlen und Emotionen zu machen war eine große Entdeckung für uns. Das Wichtigste aber ist, dass ich weiß, dass mein Partner und ich auf demselben Informationsstand sind. Ich spüre sein Verständnis und unsere Achtsamkeit hilft uns, in der akuten Situation den Fokus auf die Lösung zu lenken. Ich habe gelernt, meine Gefühle auszudrücken; dabei war für mich sehr hilfreich zu wissen, dass die nicht gezeigten Gefühle zu Emotionen werden. Dies ist ein großer Antrieb für mich, da ich nicht noch mehr Müll ansammeln will. Zu wissen, dass mein Partner das auch weiß, entspannte die Situation.
Für mich persönlich bringt vor allem die Zeit nach dem Aufkommen der Emotionen sehr viel. Ich mache schon immer sehr

viel Sport und vor allem beim Joggen sinniere ich oft auch über den Ursprung meiner Gefühle. Ich habe schon manche Antwort erhalten, der Grund liegt meist in der Kindheit oder in früheren Leben. Diese Einsichten helfen mir persönlich, aber auch im Umgang mit meinen Mitmenschen. Besonders in der Partnerschaft ist es für mich hilfreich, dass wir regelmäßig Liebe machen. Ich fühle mich dann besser geerdet und wohl und kann mein ganzes Leben besser managen, bin dann weniger emotional.

Der Mann:
Im Moment, wenn etwas hochkommt, ist es erstens schwer, zu realisieren, dass ich wahrscheinlich emotional bin, und zum Zweiten fällt es mir nicht leicht, zu sagen „Ich bin emotional". Es ist für mich jetzt aber möglich, unausgedrückte Gefühle zu verarbeiten, ohne dass meine Partnerin verletzt wird. Wichtig ist auch, dass ich nicht versuche zu verstehen, was da hochkommt, sondern dass ich es einfach akzeptiere und abbaue. Ich fühle mich in diesen Momenten so stark, da ich den Explosionen und Verletzungen nicht mehr so ausgeliefert bin.

EINE FRAU SCHRIEB EINIGE MONATE NACH DEM SEMINAR:

Also, ich wollte euch von meiner Emotionalität erzählen! Ich habe in der Beziehung das Problem, dass ich mich verschließe und meine, dass mein Partner mich nicht wirklich liebt, sobald mir seine Aufmerksamkeit fehlt. Dann fange ich an so zu tun, als würde ich seine Aufmerksamkeit nicht wirklich brauchen, als ginge es mir alleine prima. Ich fange an, ihn zurückzuweisen, um ihn zu bestrafen, weil er nicht lieb genug zu mir ist. Natürlich verletzt ihn das manchmal, aber manchmal ist er auch wachsam und bleibt einfach bei sich. Das macht mir dann bewusst, wie kindisch ich bin. Und: es ist nicht immer leicht, aus der Rolle wieder auszusteigen.

ERFAHRUNGSBERICHT EINER FRAU WÄHREND EINES MAKING LOVE-SEMINARS

Hier sind zwei Geschichten über meine Emotionen: Am zweiten Tag gingen wir ins Bett, um Liebe zu machen. Es war ein wenig schwierig, zusammenzukommen, und A. sprach zu mir über seine Angst, mir näher zu kommen, seine Angst, sein Herz zu öffnen. Das war für mich wie ein Schlag ins Gesicht und ich fühlte mich sofort wie abgeschnitten und zurückgewiesen. Ich konnte nicht weiter mit ihm im Bett bleiben und machte einen Waldspaziergang, danach nahm ich eine heiße Dusche und begab mich zurück in unser Zimmer. Es ging mir etwas besser, aber mein Herz war immer noch verschlossen, verletzt und sehr traurig. Während der Abendmeditation, die ein paar Stunden später stattfand, kam der ganze alte Schmerz hoch und mir wurde klar, wie oft in meinem Leben mein Exmann mich auf Abstand gehalten hat. Als Nächstes spürte ich die Distanz zwischen meinem Vater und mir, als ich noch ein Kind war. Da war der Ursprung dieser Emotion. Ich war sehr wütend und voller Hass und all das legte ich in meinen Tanz während der Meditation. Während der Stille-

phase spürte ich meine ganze Trauer und weinte. Nach der Meditation war ich sehr müde, aber mein Körper und mein Herz fühlten sich rein an. Ich spürte auch meine Liebe und meine Verbindung zu A. wieder.
Zwei Tage später saßen wir am Mittagstisch, alberten herum und ich fühlte mich leicht und glücklich. A. machte einen Witz und sagte: „Ich glaube, du solltest mich für dieses Liebemachen bezahlen. Wie viel Geld hat dein Ex-Mann für 12 Jahre bekommen?" In dem Moment konnte ich ihm unmittelbar sagen: „Aua, das tut weh. Es tut ganz schrecklich weh!" und in derselben Minute fing ich an zu weinen. Ich stand auf und ging wieder in den Wald. Dort hackte ich Holz und gab meine ganze Wut und meinen Ärger hinein. Ich erkannte, dass ich in vielerlei Weise für die Liebe bezahlt hatte: Ich habe mit Geld bezahlt, ich habe bezahlt, indem ich mich selbst verriet und verbog – ich habe mit vielem bezahlt, nur um die Erwartungen meiner Eltern, meines Ex-Mannes, meiner Freunde oder meiner Klienten zu erfüllen.
Hinter diesem Ärger verbarg sich wieder eine Menge Schmerz, Trauer und Tränen. Nachdem ich lange geweint hatte, kehrte ich zum Seminarhaus zurück, duschte heiß und begegnete meinem Partner in unserem Zimmer. Wir verbrachten einen wunderschönen Nachmittag miteinander, genossen es, Liebe zu machen, und ich fühlte mich sehr friedlich, weich und zart.
Oft wenn ich emotional werde, wird mein Partner nicht emotional. In dem Raum, der dadurch entsteht, wird es mir möglich, der jeweiligen Emotion auf den Grund zu gehen. Das fühlt sich sehr heilsam und reinigend an. Aber da ist auch die Angst, diese emotionale Seinsweise hinter mir zu lassen.

Wer bin ich ohne diese starken Emotionen? Habe ich dann noch meine Kraft und meine Unabhängigkeit? Mein Herz weiß, dass es nichts zu befürchten gibt. Aber mein Ego kämpft wie ein Löwe.

DER PARTNER DER FRAU:

Mir fällt es auf jeden Fall leichter, Emotionen bei meiner Frau zu erkennen, aber manchmal, mehr und mehr, merke ich auch, welche Wirkung das auf mich hat und wie es meine eigenen Emotionen entfacht. Wie man sich denken kann, besteht die Herausforderung für mich darin, nicht zu sagen: „Du bist emotional", sondern bei mir zu bleiben und meine Liebe für sie zu fühlen, wenn ich ihre Emotionen sehe. Ich druckse herum und sage: „Naja, es ist schwierig, aber ich kann dich nicht glücklich machen, wenn du es nicht sein willst." Jedenfalls ist das immer eine Herausforderung, aber dann will ich nicht E. wochenlang missen. Es ist um so vieles besser, seit wir vom Seminar zurück sind.

Was mich betrifft, so wird mir mehr und mehr klar, dass ich schon immer eher unterschwellig emotional bin: Fass mich hier nicht an, dies fühlt sich nicht gut an und das ist zu fest usw. Auf der anderen Seite bin ich tatsächlich sensibel, deshalb ist es eine Gradwanderung zwischen Sensibilität und Gereiztheit. Früher habe ich mich durchs Autofahren entladen. Ich brüllte andere Fahrer an, betätigte die Lichthupe und war ein rasender Stier, und ich fühlte mich so im Recht dabei – schließlich fuhren sie wirklich wie die letzten Idioten!!! Nachdem ich das in einem der ersten Workshops, in dem ich für euch übersetzt habe, erkannte, hat es sich verändert. Mir fiel ein, dass mein Vater sich genauso verhalten hatte. Er war sanft wie ein Lamm bis zu dem Zeitpunkt, in dem er sich in ein Auto setzte und losfuhr: ein rasender Rächer! Weil ich das heute sehe, kann ich viel entspannter fahren. Manchmal kommt es immer noch über mich, wie ein Rausch, und ich lege los, brüllend und blinkend, sieben Sekunden lang. Dann sehe ich mich selbst und lache.

BERICHT EINER FRAU, EINIGE JAHRE NACHDEM SIE MIT IHREM MANN AN UNSEREN SEMINAREN TEILNAHM:

Seit Jahren beschäftige ich mich mit meinen Emotionen, im täglichen Leben, in Ausbildungen, Kursen. Emotionen lassen mich nie los, sie sind immer da und fordern mich heraus. Meine Emotionen haben mich lange Zeit verwirrt, überfordert und in starkem Maße mein Leben bestimmt und meine Beziehungen so beeinflusst, dass ein entspanntes und liebevolles Einlassen in eine ganz nahe Beziehung kaum möglich war.
Sehr oft fühle ich mich meinen Emotionen schlicht und einfach ausgeliefert. Das passiert mir öfters, aber durch eure Art und Weise, Gefühle/Emotionen zu trennen, zu ordnen und mit ihnen umzugehen, habe ich ein sehr hilfreiches Werkzeug bekommen. Körperempfindungen und auch Gedanken konnte ich bald recht klar erkennen und dann auch damit umgehen. Aber die Emotionen blieben verwirrend und auch belastend.
Auch heute noch weiß ich manchmal nicht recht, warum ich in einer bestimmten Situation auf eine bestimmte Art und Weise

reagiere. Wann und warum fühle ich mich heute gut? Und warum geht es mir heute nicht gut? Was beeinflusst mich? Es war für mich eine große Klärung und Erleichterung, als ich durch euch von der Unterscheidung zwischen Gefühlen und Emotionen hörte.

Wenn ich merke, dass ich mich nicht mehr frei genug fühle mich meinem Gegenüber mit offenem Herzen zuzuwenden, wenn sich um mich eine Art Röhre, eine Enge bildet, ich mich in mich zurückziehe und ich mich machtlos fühle oder um etwas kämpfe, weiß ich, dass ich emotional bin. Es hilft mir dann, zu wissen, dass ein großer Teil meiner Reaktion mit Altem, Vergangenem zu tun hat, mit etwas, das in mir gespeichert ist, und nur wenig mit dem Hier und Jetzt zu tun hat.

Wenn ich von Emotionen überfallen werde und dabei weiß, dass sie nichts mit der aktuellen Situation oder dem Menschen mir gegenüber zu tun haben, ist das wunderbar erleichternd für mich, und damit auch für mein Gegenüber. Wenn ich sagen kann: Ich bin wütend, traurig, enttäuscht und es hat nichts mit dir zu tun!, entlastet mich das sehr. Im Zusammenleben mit meinem Mann erlebe ich diese Situation oft. Und indem ich sage: „Ich bin emotional!", löst sich meist auch mindestens ein Teil der Spannung auf.

Im sexuellen Zusammensein mit meinem Mann bin ich oft emotional. Etwas vom Tag beschäftigt mich, ich kann schlecht loslassen, oder durch irgendeinen Anlass bin ich mit emotionalen Widerständen konfrontiert und kann mich deshalb körperlich und auch gefühlsmäßig nicht einlassen. Wenn ich dann sagen kann: Ich bin emotional... , entspannt es uns beide. Mehr braucht es nicht. Er weiß dann, dass es nichts mit ihm zu tun hat. Oft beginnen wir dann darüber zu reden, was mich beschäftigt, ich kann meine Bedürfnisse formulieren und mich dabei oft von der Anspannung lösen.

Wenn einer von uns emotional ist, ist es ein Kunststück, als Gegenüber nicht in die eigenen Emotionen einzutauchen, sodass dann beide nur noch aus den Verletzungen heraus reagieren. Wir üben uns darin, den anderen einfach sein zu lassen in seinem momentanen Erleben, nicht helfen, nicht überzeugen zu wollen, sich nicht verantwortlich zu fühlen, nichts für den anderen übernehmen zu wollen.

Indem ich mit mir selbst verbunden bleibe und somit nicht emotional gegenreagiere, kann ich den anderen trotz seiner Emotionen unterstützen. Ich bleibe mit meinem Gegenüber verbunden.

Ich erlebe es als wichtig, bei heftigen Emotionen – besonders Wut, aber auch Trauer und Schmerz – mir zu erlauben, mich von der anderen Person zurückzuziehen, um zur Ruhe und zu Klarheit zu kommen. Ich muss mich bewusst dazu entscheiden, im Wissen, dass es mir und uns besser tut. Das fällt mir oft schwer und ich erlebe es als Willensakt. Ich habe eher die Tendenz, mich in der Situation festzuklammern als loszulassen.

Einmal habe ich die Emotionen lange Zeit so stark unterdrückt, dass ich schließlich vor lauter Hilflosigkeit, Wut und Schmerz die Kontrolle verlor und eine Toilettenschüssel zertrümmerte. Ich hatte es nicht geschafft, meine sehr starken Emotionen durch eine ungefährliche körperliche Aktivität zu kanalisieren und abzuleiten. Die Wucht und die Macht meiner Emotionen sowie das damit verbundene Kontrolle-verlieren-über-mein-Handeln hat mich sehr erschreckt. Seit diesem Vorfall bin ich aufmerksamer geworden. Ich nehme meine Emotionen ernster. Und ich kann besser nachvollziehen, wie es zu Gewalt in Beziehungen kommt. Seit einiger Zeit haben wir jetzt einen Boxsack aufgehängt, der allen in der Familie helfen kann, Emotionen, die feststecken, zum Ausdruck zu bringen.

Gerade die sexuelle Begegnung kann ich mir kaum mehr vorstellen, wenn einer von uns stark emotional ist. Da ich als Frau von Natur aus aufnehmend bin, fühle ich mich besonders gefährdet, Anspannungen meines Partners aufzunehmen. Wir haben mittlerweile ein sehr feines Gespür entwickelt, um uns nicht gegenseitig unnötig Emotionen anzuhängen. Meine Reaktion auf unausgesprochene Emotionen meines Mannes ist mir oft gar nicht bewusst: Es ist mein Körper, der reagiert und sich gegen das Fließen wehrt. Oder mein Herz öffnet sich nicht in der Begegnung des Liebemachens. Ich könnte auch sagen: Ich kann mich aus irgendeinem Grund einfach nicht entspannen, hingeben, fühle mich selbst aber nicht emotional. Auch in diesen Situationen sprechen wir dann miteinander, das ist enorm wichtig!

Ich habe den Eindruck, dass wir durch die Unterscheidungsmöglichkeit zwischen Emotion und Gefühl viel freier miteinander sein können. Und: Wir genießen es, wenn wir erleben können, dass wir ganz mit unseren Gefühlen im Hier und Jetzt verbunden sind, losgelöst von den alten Geschichten. Wir kommen dadurch in einen Zustand von enormer Präsenz im Hier und Jetzt.

ERFAHRUNGSBERICHT EINER FRAU, DIE UNSER SEMINAR MEHRMALS BESUCHT HAT

Vor zwei Jahren haben wir in eurem Seminar das Prinzip der Unterscheidung „Emotionen/Gefühle" kennen gelernt. Es hat uns sofort total angesprochen und wir versuchen es seitdem, in unserem täglichen Leben umzusetzen.

Als Erstes hängten wir uns die „Erkennungsliste" der Emotionen an unseren Kühlschrank. Das ist der Platz, der bei uns zu allen Tageszeiten oft frequentiert wird. Die ständige (oft unliebsame) Erinnerung an das Thema war gerade am Anfang eine gute Unterstützung. Es ging sehr schnell und ohne großen Aufwand, unsere täglichen (!) Streitereien als Paar auf ein Minimum zu reduzieren. Viele unserer Streitereien waren uns gar nicht bewußt und gehörten schon zum Tagesablauf dazu. Die Satzanfänge „Du ... nie / du ... immer" gehörten zur „Einleitung" unserer Fights; spricht sie heute einer von uns aus, erkennt er meist selbst seinen emotionalen Zustand und weiß (meistens), was zu tun ist.

Schnell fand ich heraus, wie sehr ich auch sonst alles Mögliche sehr persönlich nahm, und so sind mir im Laufe der Zeit viele meiner Verhaltensmuster noch deutlicher geworden - einige konnte ich sofort einstellen, und wenn das mal nicht klappt, kann ich mich immer besser und vor allem schneller aus der jeweiligen Situation zurückziehen.

Früher war mir durchaus bewusst, wenn ich mich in einem dieser emotionalen Zustände befand, aber ich hatte nie das nötige „Handwerkzeug", mich daraus zu befreien. Oft wurde durch Klärungsversuche (reden, reden, reden) alles noch schlimmer und dauerte auch länger. So haben sich viele täg-

liche Stresssituationen mit dem Partner und vor allem auch mit meinen Kindern „einfach" aufgelöst.
Ich kann mich an eine Telefonsituation mit einem (sehr cholerischen Verwandten) erinnern: Wir wollten eine Verabredung treffen. Während dieses (eigentlich ja kurzen) Gesprächs fing er an, seine Emotionen bei mir unbewusst abzuladen. Statt mir wie sonst alles geduldig anzuhören, wartete ich das erste „Luftholen" ab und unterbrach das (Selbst)gespräch sehr freundlich, aber bestimmt, indem ich sagte, nun zu einem Termin aufbrechen zu müssen. Sofort stieg mein Gegenüber auf die neue Situation (Unterbrechung) ein und wir verabschiedeten uns. Früher fühlte ich mich solchen Situationen eher ausgeliefert, fühlte mich verpflichtet zuzuhören und versuchte zu „helfen".
Seit ich immer besser zwischen Gefühl und Emotion unterscheiden kann, habe ich nicht mehr den Eindruck, den anderen zu verletzen, wenn ich nicht wie gewohnt auf ihn eingehe. Ich fühle mich unbelasteter, da ich mich nicht als „Abladeplatz" anderer emotionaler Spannungen benutzen lasse. Bei diesen täglichen „Übungen" in meinem sozialen Umfeld wurde und wird mir auch immer deutlicher, wie oft ich selbst Emotionen wie Wut, Gereiztheit, Jammern oder aber auch totale Euphorie auf meine Umgebung „schütte" bzw. ablade. Oft erkenne ich mich im anderen wieder und versuche, anders zu agieren (und nicht zu reagieren). Immer häufiger mit Erfolg!!
In einer anderen Situation war mein Partner tagelang in einer Depression, ohne dass es mich sehr tangierte oder mich selber mit „hinunterzog". Weiterhin war ich guter Laune. Mein dann

„gut gemeinter" Ratschlag, den Körper in Bewegung zu bringen wurde auch erst einmal umgesetzt, leider nicht „erfolgreich". „Da kann ich noch so viel staubsaugen und Wasser trinken – das hilft jetzt sowieso nicht", gab mir mein Partner dann ziemlich barsch zu verstehen. Kaum gesagt, fühlte ich sofort meinen Knopf gedrückt und meine Gelassenheit war dahin ... Glücklicherweise reagierte ich nicht mit „Gegenangriff", sondern entfernte mich räumlich mit der Einsicht, mir demnächst die Ratschläge dann doch zu sparen. Kurze Zeit später waren unsere „Zustände" aufgelöst und wir mussten doch sehr über die Komik dieser Situation lachen.

Das ständige Bewusstmachen meiner momentanen Gefühlslage ist zu einem Bestandteil meines täglichen Denkens, Fühlens und Handelns geworden. Dabei habe ich den Eindruck gewonnen, dass sich immer subtilere Ebenen auftun, und es somit auch immer „kniffliger" wird, bestimmte emotionale Zustände zu erkennen. Emotionen, die aus alten Verletzungen/Erinnerungen stammen, sind recht gut für mich zu erkennen; Schwierigkeiten bereitet mir mein Verstand, der immer trickreicher denkt, und so oft Emotionen ohne äußeren Anlass (Knopfdrücker) plötzlich auftauchen lässt, ohne dass ich es merke. Alles in allem hat sich in den letzten zwei Jahren viel mehr Ruhe und Gelassenheit in mir und Verständnis mir selbst gegenüber etablieren können. Dafür bin ich sehr dankbar. Das Leben mit meinem Partner und unseren Kindern ist liebevoller, inniger, einfacher und vor allem humorvoller geworden. Wir können gut über unsere ständig wechselnden Befindlichkeiten lachen und scherzen über die vielen, vielen „Fallen", in die wir immer wieder tappen.

ERFAHRUNGSBERICHT EINER FRAU

Als ich den Emotionen-Gefühle-Vortrag zum ersten Mal hörte, glaubte ich von mir, keine besonders emotionale Person zu sein, da ich mit meinem Mann nur sehr selten streite. Nachdem ich den Vortrag jetzt, ein Jahr später, zum zweiten Mal höre, muß ich feststellen, dass ich sogar sehr emotional bin – auf eine unterschwellige, aber dafür nahezu permanente Art und Weise, insbesondere gegenüber meinem Mann. Dies wurde mir bewusst, als ich den Begriff der „unterschwelligen Emotionalität" verstand.

Da ich sehr kontrolliert erzogen wurde (meine Eltern und andere Erwachsene lobten mich oft dafür, dass ich so „ausgeglichen" sei), versuchte ich immer, Konflikte mit meinem Partner zu vermeiden. Sobald ich mich verletzt fühlte oder ein Konflikt drohte, zog ich mich unweigerlich innerlich zurück, was sich oft wie ein inneres Einfrieren anfühlte. Immer wenn eine Emotion in mir ausgelöst wurde, drückte ich sie sofort zurück, anstatt sie z.B. in Streit oder Beschuldigungen zum Ausdruck zu bringen, ich „recycelte" sie sozusagen. Diese recycelten Emotionen bauten im Lauf der Jahre eine schier unüberwindliche Mauer zwischen uns auf, die letztendlich jedes liebevolle Gefühl verhinderte.

Seit ich mich innerlich mir und meinem Partner gegenüber mehr öffne, stelle ich fest, dass ich viel schneller „hochgradig" emotional werde, da ich erst jetzt die Emotionen in mir wahrnehmen und erlauben kann. Das löst noch sehr oft große Ängste in mir aus. Gleichzeitig kann es wirklich lohnend sein, wenn es mir gelingt, sie eben „nur" als Emotion zu identifizieren – was für eine Erleichterung!

ERFAHRUNGSBERICHT EINES MANNES

Zuschrift eines Mannes, nachdem er unser Seminar besucht hatte. Wir erhielten seinen Brief in der letzten Woche, in der wir an diesem Buch arbeiteten.

Eure fundierten Ideen und Gedanken über den Unterschied zwischen Emotionen und Gefühlen haben mich sehr beeindruckt. Ich bin sicher, dass dieses Konzept, über die Bedeutung hinaus, die es für Paare hat, auch große Auswirkungen im Friedensprozess haben kann – beispielsweise in ethnischen Konflikten wie im ehemaligen Jugoslawien. Ich arbeite an diesem Thema, indem ich unterschiedliche Konzepte zur Friedensbildung miteinander vergleiche, wie zum Beispiel Gewaltfreie Kommunikation nach Marshall Rosenberg, Mediation, systemische Ansätze, die auf der systemischen Familientherapie und dem systemischen Coaching fußen, und System-Aufstellungen, die auf der Familienstellungsarbeit von Bert Hellinger gründen. All diese Methoden sind gut, sie alle betonen, wie wichtig es ist, mit den Emotionen/Gefühlen der Konfliktparteien umzugehen, um eine dauerhafte Lösung des Konflikts zu erreichen. Aber niemand erkennt den Unterschied zwischen Gefühlen und Emotionen – genau wie ich selbst ihn nicht erkannt habe, bevor ihr darüber gesprochen habt.

Der Konflikt im ehemaligen Jugoslawien zieht seine Energie teilweise aus dem verlorenen Krieg der Serben gegen die Moslems, der vor 600 Jahren auf dem Amselfeld stattfand. Dass sie ihn verloren haben, steckt immer noch in den Köpfen der Serben! Ich glaube, dass alles, was einen Bezug hierzu

hat, eher eine Emotion ist als ein Gefühl. Andererseits entstehen täglich neue Wunden, die Gefühle auslösen. Wenn nun niemand den Unterschied erkennt, dann vermischen sich die Energien von Emotionen und Gefühlen ständig in aberwitziger Weise und wir kommen einer Konfliktlösung niemals näher.
Ich finde diesen Aspekt von Gefühlen und Emotionen äußerst interessant, gerade was Friedensbildungskonzepte angeht. Vielleicht passt dieser Gesichtspunkt als zusätzliche Anwendungsmöglichkeit in euer Buch.
Einmal abgesehen von eurem Buch würde ich euch gerne eine Analogie vorstellen, die mir in den letzten Tagen einfiel:
Herkömmlicher Sex ist wie das Besteigen eines Berges, direkt bis hinauf zum Gipfel. Was ich von vielen anderen neo-tantrischen Lehrern gelernt habe, ist, dass tantrischer Sex immer noch wie Bergsteigen ist, wobei man viel höhere Gipfel erreicht als beim herkömmlichen Sex und nahe dem Gipfel ein Weilchen tanzt, bevor man ihn erreicht. Auch der tantrische Sex, von dem ich durch euch erfuhr, findet in wunderschöner Berglandschaft statt. Aber lange bevor man anfängt müde von der Gipfelbesteigung zu werden, entdeckt man, dass es dort liebliche Weiden gibt, wundersame Wälder und kleine Bäche mit klarem Wasser, das man trinken kann. Also beginnt man, um den Berg herumzuwandern. Ab und zu sieht man den Gipfel, auf den man steigen könnte, wenn man wollte, aber normalerweise gibt es dazu keinen Anlass, weil es so schön dort ist, wo man sich befindet.

INSPIRATIONEN ZUM THEMA LIEBE

VOLLSTÄNDIGE OSHO ZITATE

Frage: Was ist Liebe?

„Liebe ist das Strahlen, der Duft, sich selbst zu kennen, man selbst zu sein. Der Fragesteller ist noch sehr jung – er ist erst neun Jahre alt – aber er ist seinem Alter weit voraus. Sein geistiges Alter muss beinahe doppelt so hoch sein, etwa achtzehn. Daher die Frage. Liebe ist überfließende Freude. Liebe ist, wenn du gesehen hast, wer du bist. Dann bleibt nichts anderes zu tun, als dein Sein mit anderen zu teilen. Liebe ist, wenn du gesehen hast, dass du nicht von der Existenz getrennt bist. Liebe ist, wenn du ein organisches, orgasmisches Einssein mit allem, was existiert, erfahren hast.

Liebe ist keine Beziehung, Liebe ist ein Seinszustand. Sie hat nichts mit einer anderen Person zu tun. Man ist nicht in jemanden verliebt – man ist Liebe. Und wenn du selbst Liebe bist, bist du natürlich auch verliebt, aber das ist eine Folge, eine Begleiterscheinung, und nicht die Ursache. Die Ursache liegt in dir, du bist Liebe. Und wer kann Liebe sein? Natürlich kannst du nicht Liebe sein, wenn du dir nicht bewusst darüber bist, wer du bist. Dann bist du Angst. Angst ist genau das Gegenteil von Liebe. Bedenke: Nicht Hass ist das Gegenteil von Liebe, wie die Menschen meinen. Das eigentliche Gegenteil von Liebe ist Angst.

In der Liebe dehnt man sich aus, in Angst zieht man sich zusammen. In Angst verschließt man sich, in Liebe öffnet man sich. In Angst zweifelt man, in Liebe vertraut man. In Angst bleibt man einsam, in Liebe verschwindet man. Daher ist die Frage nach Einsamkeit völlig gegenstandslos. Wenn man nicht da ist, wie kann man dann einsam sein? Dann sind diese Bäume und die Vögel und die Wolken und die Sonne und die Sterne immer noch in dir. Liebe ist, wenn du deinen inneren Himmel erkannt hast.

Dies ist der richtige Moment, das richtige Alter, in die Welt der Liebe einzutreten. Dies ist die Zeit, wenn Eltern, Gesellschaft, Staat und Kirche Kinder ständig vergiften und ihnen Angst machen. Dies ist die Zeit, wenn die Ausbeuter Angst kreieren. Dies ist die Zeit, wenn die Gesellschaft kleine Kinder zu bloßen Sklaven macht, und man kann nur dann zum Sklaven gemacht werden, wenn einem große Angst eingejagt wird.

Wenn die Gesellschaft gesund ist und nicht beherrscht von dummen Politikern und Priestern, wenn die Gesellschaft nicht krank ist, dann ist dies auch die Zeit, wenn die Gesellschaft Kindern hilft, immer liebevoller zu werden, den Kindern hilft, mehr über Schönheit, über Musik, über Poesie, über Tanz, über Meditation zu erfahren. Dies ist die Zeit, wenn sich das Kind einfach und ohne Schwierigkeiten in jegliche herausforderungen hineinstürzen kann. Später wird es immer schwieriger, denn wenn man älter wird, werden Ängste auch älter und stärker. Wenn man älter wird, verstärkt sich das Ego immer mehr. Wenn man älter wird, nimmt die Fähigkeit zu lernen ab. Wenn man älter wird, wirst du immer feiger, hast Angst vor dem Unbekannten.

Das kleine Kind ist frei von Angst; Kinder werden ohne jegliche Angst geboren. Wenn die Gesellschaft ihnen dabei helfen und sie darin unterstützen kann, ohne Angst zu bleiben, ihnen helfen kann, Bäume und Berge zu besteigen, Meere und Flüsse zu durchschwimmen, wenn die Gesellschaft ihnen auf jede nur mögliche Weise helfen kann, Abenteurer zu werden, Erforscher des Unbekannten und wenn die Gesellschaft großen Forscherdrang in ihnen wecken kann, statt ihnen tote Glaubenssätze zu geben, denn werden die Kinder zu großen Liebhabern werden: Liebhabern des Lebens – und das ist wahre Religion. Es gibt keine höhere Religion als die Liebe."

The Guest, #6

LIEBE IST KEINE EMOTION

Frage: Oft erfüllt ein Gefühl mein Herz und mein ganzes Sein, das ich nicht beschreiben kann. Neulich, während deines Morgenvortrags spürte ich eine so überwältigende Liebe zu dir und zur ganzen Existenz. Aber jetzt kann ich erkennen, dass ich das gleiche oder ein ganz ähnliches Gefühl erlebe, wenn Angst, Verzweiflung, peinigender Schmerz, Ohnmacht oder Frustration hochkommen. Ich zittere und bin verwirrt. Kannst du etwas dazu sagen?

„Tatsächlich haben alle diese verschiedenen Emotionen eines gemeinsam – das Gefühl des Überwältigtseins. Es mag Liebe sein, es mag Hass sein, es mag Wut sein, es kann alles Mögliche sein. Wenn es zu stark wird, bekommst du das Gefühl, dass es dich überwältigt. Auch Schmerz und Leid kann zu dieser Erfahrung führen, doch das Überwältigtsein an sich hat keinen Wert. Es zeigt einfach nur, dass du ein emotionales Wesen bist.

Es ist ein typisches Zeichen für eine emotionale Persönlichkeit. Wenn Wut da ist, ist alles Wut, und wenn Liebe da ist, ist alles Liebe. Man ist geradezu berauscht von der Emotion, blind. Und jede Handlung, die daraus hervorgeht, ist verkehrt. Selbst wenn es überwältigende Liebe wäre, kann die Handlung, die daraus hervorgeht, niemals richtig sein.

Auf das Wesentliche reduziert: Jedes Mal, wenn du dich von einer Emotion überwältigt fühlst, verlierst du alle Vernunft, verlierst du deine Empfindsamkeit, verlierst du deine Mitte, dein Herz. Es ist wie eine dunkle Wolke, die dich verschluckt. Und alles, was du dann tust, wird verkehrt sein. Liebe darf nicht Teil deiner Emotionen sein. Aber normalerweise denken und erleben es die Menschen so. Doch alles, was dich überwältigt, erweist sich als sehr instabil. Es braust wie ein Sturmwind über dich hinweg und lässt dich leer und am Boden zerstört zurück, voller Kummer und Traurigkeit.

Alle jene, die den Menschen in seiner Ganzheit erkannt haben – Kopf, Herz und Sein –, haben immer darauf hingewiesen: Liebe sollte ein Ausdruck des Seins und keine Emotion sein. Emotionen sind sehr vergänglich, sehr wechselhaft. In einem Augenblick kommt es dir vor, als wären sie alles. Und im nächsten bist du einfach völlig leer.

Als Erstes muss also die Liebe aus dieser Menge der überwältigenden Emotionen herausgenommen werden. Liebe ist nicht überwältigend. Im Gegenteil, Liebe bedeutet enorme Klarsicht, Intuition, Feinfühligkeit, Gewahrsein."

Om Shanti, Shanti, Shanti, #17

LIEBE IST DIE ABWESENHEIT VON ANGST

Frage: Du sagst, Angst sei das Gegenteil von Liebe. Hast du irgendwelche praktikablen oder nicht praktikablen Vorschläge, wie man die Angst loslassen kann?

„Liebe ist existentiell; Angst ist nur die Abwesenheit von Liebe. Und das Problem mit Abwesenheiten ist, dass man nichts direkt für oder gegen sie unternehmen kann.

Angst ist wie die Dunkelheit. Was kann man mit der Dunkelheit direkt tun? Du kannst sie nicht fallenlassen, du kannst sie nicht hinauswerfen, du kannst sie nicht hereinbringen. Es gibt keine Möglichkeit sich auf die Dunkelheit zu beziehen, ohne Licht ins Spiel zu bringen. Der Weg hin zur Dunkelheit geht über das Licht. Wenn du Dunkelheit willst, mach das Licht aus; wenn du keine Dunkelheit willst, mach das Licht an. Aber du musst etwas mit dem Licht machen und keinesfalls mit der Dunkelheit.

Dasselbe gilt hinsichtlich Liebe und Angst: Liebe ist das Licht, Angst ist die Dunkelheit. Wer sich auf die Angst fixiert, der wird niemals in der Lage sein, das Problem zu lösen. Das ist, als würde man mit der Dunkelheit ringen – du wirst auf jeden

Fall früher oder später entkräftet sein, müde und besiegt. Und das Wunder ist: besiegt von etwas, das überhaupt nicht da ist! Und wenn man besiegt ist, dann fühlt man natürlich, wie mächtig die Dunkelheit doch ist, wie mächtig die Angst doch ist, wie mächtig die Unwissenheit doch ist, wie mächtig das Unbewusste doch ist. Sie sind überhaupt nicht mächtig - vor allem gibt es sie gar nicht.

Kämpfe nie mit etwas Nicht-Existenten. In dieser Hinsicht sind alle alten Religionen in die Irre gegangen. Sobald du anfängst mit dem zu kämpfen, was nicht existiert, bist du verloren. Dein kleiner Bewusstseins-Fluss wird in der nicht existierenden Wüste versickern – und die ist endlos.

Deshalb ist das allererste, woran du denken musst: Mache kein Problem aus der Angst. Es geht um die Liebe. Mit der Liebe kann man sofort etwas machen; es ist unnötig zu warten oder es zu vertagen. Fange an zu lieben! Und sie ist ein Natur gegebenes Geschenk an dich – von Gott oder vom Ganzen, was immer dir lieber ist. Wenn du religiös erzogen wurdest, dann von Gott; wenn du nicht religiös erzogen wurdest, dann vom Ganzen, dem Universum, der Existenz.

Denke daran: Die Liebe wird mit dir geboren: sie ist dein ureigentliches Wesen. Alles, was nötig ist: Du musst ihr einen Weg bahnen, ihr einen Durchlass öffnen, sie fließen lassen, zulassen, dass sie geschehen kann. Wir alle blockieren sie, halten sie zurück.

Wir sind geizig mit der Liebe, aus dem einfachen Grunde, dass uns eine bestimmte Wirtschaftslehre beigebracht worden ist. Diese Wirtschaftslehre hat hinsichtlich der äußeren Welt völlig Recht: Wenn du so und so viel Geld hast und du verteilst dies Geld ständig unter die Leute, dann bist du bald ein Bettler, wirst bald selbst betteln gehen müssen. Indem du Geld ausgibst, geht es dir verloren. Diese Wirtschaftslehre, diese Art zu rechnen, ist euch in Fleisch und Blut übergegangen. Hinsichtlich der äußeren Welt stimmt sie und nichts ist verkehrt an ihr, aber hinsichtlich der inneren Reise stimmt sie nicht.

Hier gilt eine völlig andere Art zu rechnen: Je mehr du gibst, desto mehr hast du; je weniger du gibst, desto weniger hast du. Wenn du gar nichts gibst, dann verlierst du deine von der Natur gegebenen Eigenschaften. Sie kommen zum Stillstand, sind dir verschlossen, sie gehen in den Untergrund. Weil sie sich nicht mehr ausdrücken dürfen, schrumpfen sie ein und sterben ab.

Come, come, yet again come, #10

EMPFOHLENE BÜCHER:

Barry Long, Was Kinder brauchen, Innenwelt Verlag

Barry Long, Was Erwachsene geben können, Innenwelt Verlag

Barry Long, Sexuelle Liebe auf göttliche Weise, Neue Erde

Don Miguel Ruiz, Die vier Versprechen, Ullstein

Don Miguel Ruiz, Vollendung in Liebe, Ullstein

Eckhart Tolle, Jetzt! - die Kraft der Gegenwart, Kamphausen

EMPFOHLENE OSHO TITEL IN DEUTSCHER SPRACHE

Das Feuer der Meditation, Innenwelt

Das Orangene Buch, Innenwelt

Das Chakra Buch, Innenwelt

Die tantrische Vision, Innenwelt

Tantra - Höchste Einsicht, Innenwelt

EMPFOHLENE OSHO TITEL IN ENGLISCHER SPRACHE

Osho, The Guest

Osho, Om Shanti, Shanti, Shanti

Osho, Come, Come , Yet again come

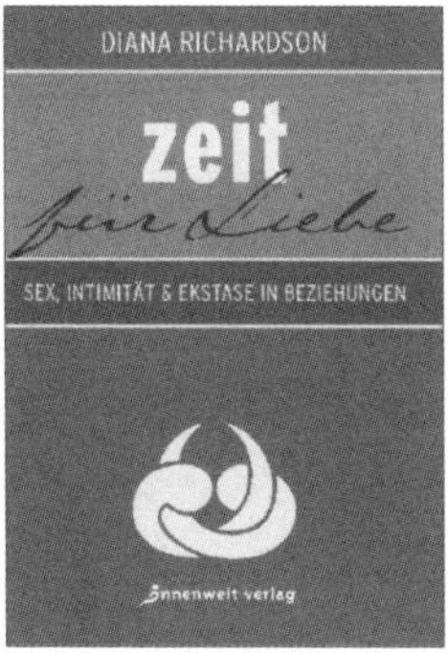

Diana Richardson

ZEIT FUR LIEBE

Sex, Intimität & Eksatase in Beziehungen

288 S., Broschur

ISBN 978-3-942502-22-1

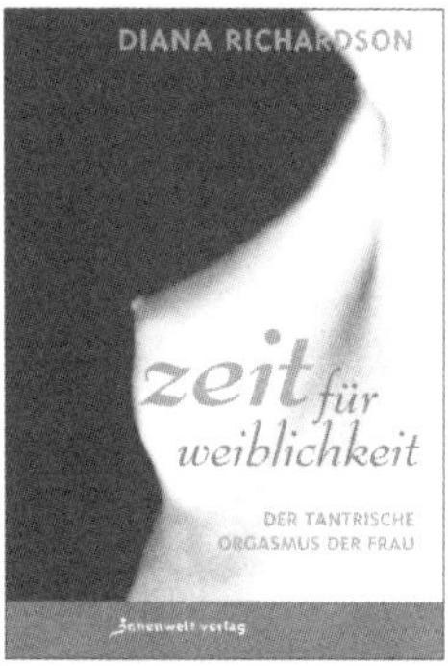

Diana Richardson

ZEIT FUR WEIBLICHKEIT

Der tantrische Orgasmus der Frau

272 S., Broschur

ISBN 978-3-936360-12-7

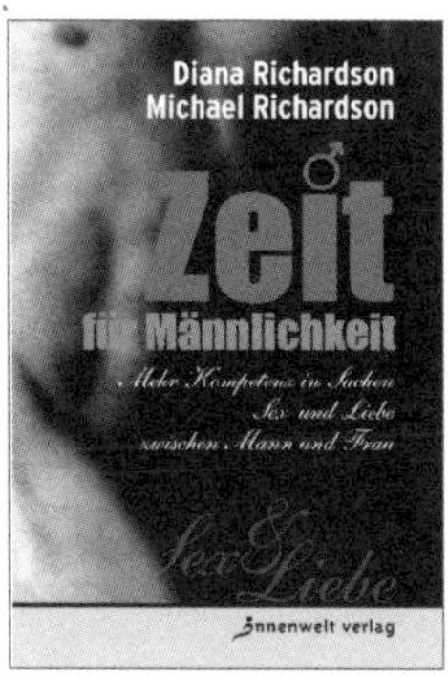

Diana & Michael Richardson

ZEIT FUR MÄNNLICHKEIT

Mehr Kompetenz in Sachen Sex

und Liebe

220 S., Broschur

ISBN 978-3-93636-40-0

www.innenwelt-verlag.de

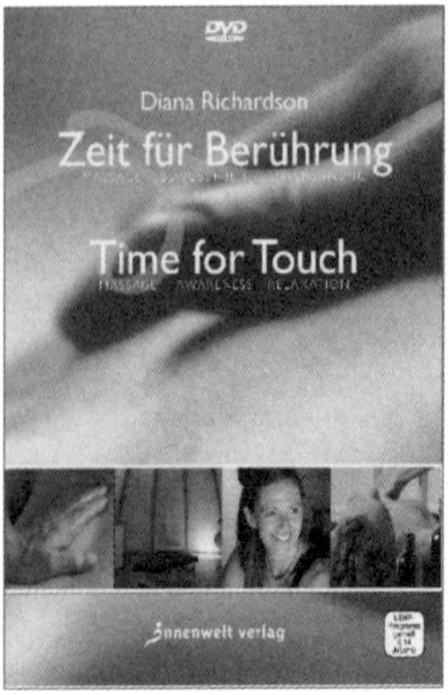

Diana Richardson
DVD – ZEIT FUR BERUHRUNG
Massage, Bewusstheit, Entspannung
90. Min , deutsch/ englisch
ISBN 978-3-936360-42-4

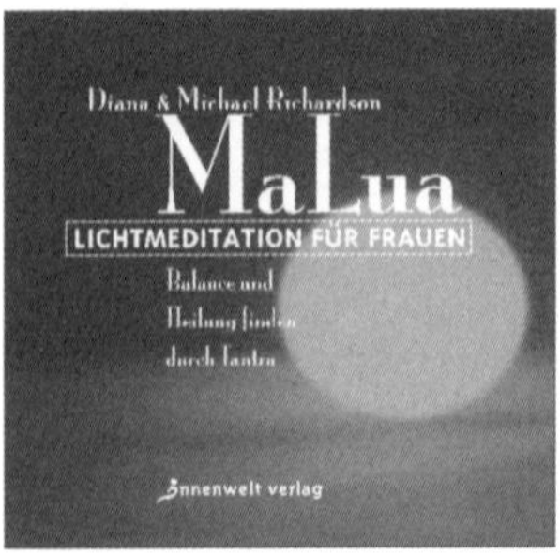

Diana & Michael Richardson
CD – MALUA LICHTMEDITATION FUR FRAUEN
Balance und Heilung finden durch Tantra
CD, Angeleitete Meditation
2 x 30 Min., deutsch/ englisch
ISBN 978-3-936360-39-4

www.innenwelt-verlag.de

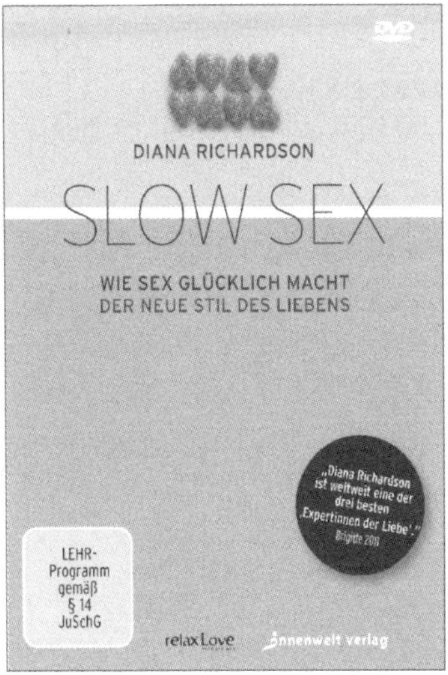

Diana Richardson

SLOW SEX

Wie Sex glücklich macht

Der neue Stil des Liebens

DVD, 90 Min.

ISBN 978-3-942502-14-6

GEWINNER DES PUBLIKUMSPREISES BEIM „COSMIC CINE FESTIVALS" 2013!

„SLOW SEX ist bewusster Sex", sagt Diana Richardson und empfiehlt für ein glückliches, erfüllendes Sexleben die Entschleunigung...
Diese DVD ist Dokumentation und Ratgeber zugleich und richtet sich an Menschen, die sich mit den Themen Körper, Seele, Geist und ihrer Sexualität auseinandersetzen wollen.
Die Analysen rund um das Thema Sex sind keine Heilsphilosophie, sondern praktische pragmatische Lebenshilfe, weit über das Thema Sexualität hinaus.

www.innenwelt-verlag.de

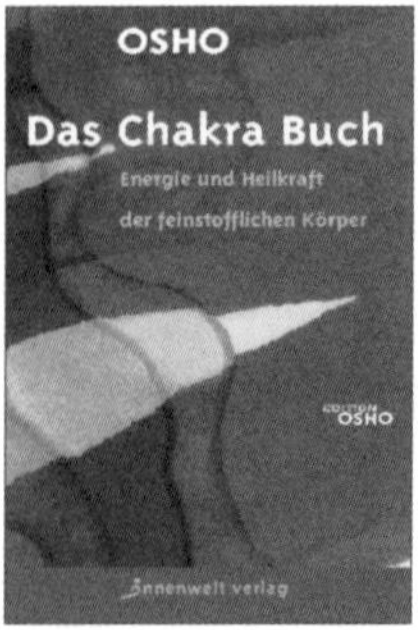

Osho
DAS CHAKRA BUCH
Energie und Heilkraft der feinstofflichen Körper
384 S., Broschur,
ISBN 978-3-936360-67-7

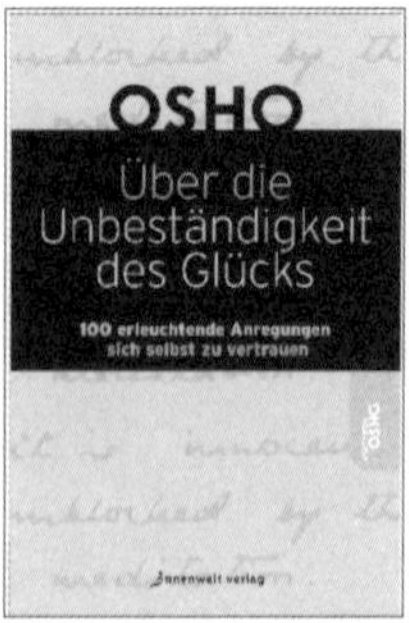

Osho
ÜBER DIE UNBESTANDIGKEIT DES GLUCKS
100 erleuchtende Anregungen sich selbst zu vertrauen
192 S., Hardcover,
ISBN 978-3-942502-18-4

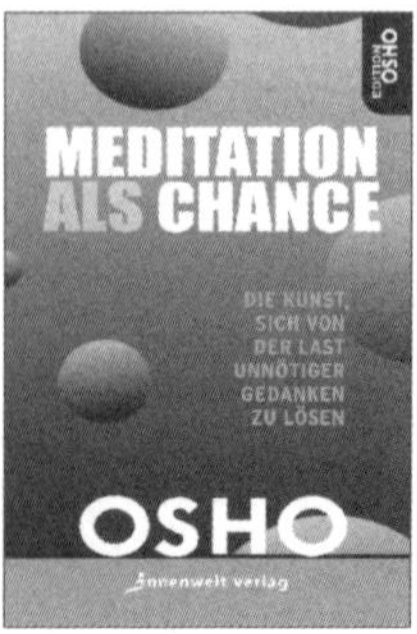

Osho
MEDITATION ALS CHANCE
Die Kunst sich von der Last unnötiger Gedanken zu lösen
180 S., Hardcover,
ISBN 978-3-936360-56-1

www.innenwelt-verlag.de

Tantra Seminare mit Diana & Michael Richardson

Die Autoren, auch unter dem Namen
Satya Puja und Raja bekannt,
bieten in Europa siebentägige Kurse an,
in denen sie Paare anleiten,
die Kunst des Tantra zu erforschen.

Eine einzigartige sexuelle Neuorientierung
mit Hilfe der „Schlüssel zur Liebe"
ermöglicht es Paaren, Sex als heilende
und stärkende Kraft zu erfahren.

Info
email: **info@living-love.com**
website: **www.love4couples.com**

www.innenwelt-verlag.de